やる気と勇気を届けます

看護マネジメント
21のチカラ

看護管理者は病院変革のキーパーソン‼

齋藤 由利子［著］

経営書院

はじめに

皆さんは、今どのような役割・立場でこの本を手に取っていますか？

看護管理者を目指している方、あるいは看護管理者としての役割を全うしつつも悩んでいる方、あと数年で定年を迎える看護管理者として、次世代育成と共に自身の今後を検討している方等、さまざまな立場の方々ではないかと推察します。

そう、そのような方たち全てに向けて読んでいただきたいと思い書いた本です。

看護管理の教科書ではありません。皆さんと同じく現場を経験しているからこそ共感できる内容にしたいと、実践と理論をまとめました。看護管理者の昇進時に活かせる本、今の看護管理につまずいている時に、自身を振り返って一歩前に進める本として、少しでも元気と勇気を与えられればと思います。

これからの時代の看護管理者は、日本看護協会が命名する「プラチナナース」として、ずっとずっと活躍し続けることが期待されるのです。

社会情勢が日々変化する中、人の価値観やニーズ、生活習慣まで多様化しています。

医療・看護の世界も時代と共に変化しています。

また、地域包括ケアシステムを構築するため、病院や施設内にとどまらず、生活者としての患者一人ひとり「どのように生きたいか、死を迎えるか」を地域ぐるみで支えるしくみが求められています。

従って、看護師は今の視点のみで物事を捉えるのではなく、将来を見据えた変化とその対応が求められています。そのような中、これからの看護師は、「自分で考える力」「予測する力」、「判断する力」、「コミュニケーション能力」、「協調する力」が必要であると考えます。すなわち、変化に対応でき、人との関係性を重視して、友好関係が築ける人材ともいえるでしょう。

しかし近年は、「教科書や先輩に回答を求め、自らはあまり考えない」というマニュアル人間や、「人とのコミュニケーションが苦手」という若手が増え、これは看護師にも共通しているように思います。実際にヒヤリハットが起きた事例を看護師にリフレクションさせると、それなりに考えてはいるものの、判断力の甘さに驚くことがあります。

■

東京大学大学院教授の上田正仁氏は、「『考える力』の鍛え方」(PHP研究所刊)の中で、「考える能力は頭の良さと同じではない。学業成績と考える力は似て非なるものである。大きな仕事を成し遂げるためには、あきらめずに最後までやり遂げようと思う人間力が必要」と述べています。さらに、「課題として要求される知識やスキルを身につけるのはマニュアル力であり、このマニュアル力を鍛えることは考える力を身につけるための基礎力となり、創造力を発揮するための土台となる」と書かれています。

ところが、学校や継続教育で学んだ知識、職場にあるマニュアルだけではどうにもならないことが多々あります。正解が存在しないような出来事に遭遇し、悩むことのほうが多いのではないでしょうか。そこで、「自分で考える力」、「判断する力」が必須となるわけです。

医療の現場であれば、瞬時に判断を求められる場面が多くなります。特に看護管理者はそれらの能力は必須の要件です。また問題解決のためだけの思考力、判断力に終わることなく、さらにイノベーションを起こしマネジメントするには、マニュアル力だけでは生み出せないのです。

イノベーションには創造力が必要となります。

一方で「自ら考える力」は必要だと分かっても、どのようにして考える習慣をつけていけばよいのか悩むところです。上田正仁氏は、自ら考え、創造する力として「問題を見つける力」、「解く力」、「あきらめない人間力」という3つの要素を挙げています。まずは「自ら問題だと気づくことから」ということです。

気づきがなければアクションも起こすことができません。しかし、人は興味があることは熱心に聴く耳を持ちますが、興味がなければ注意力も欠けるのが事実です。従って、気づく機会も減ることになります。

では、どうしたらよいでしょうか。結論は、看護師としての専門的視点から患者・家族・医療関係者等に意識的かつ意図的に関わるということです。当たり前のことですが、この当たり前が薄れてきている以上、看護管理者は部下に対して教育的関わりをする必要があります。

本書は、看護管理者としての役割を21項目に分けて、解説しています。加えてその前に、私が歩んできた看護管理者の道で、これら「自ら考える」、「判断・決断する」、「創造力を働かせる」場面をいくつか振り返ってみたいと思います。

本書が、看護管理者の皆さんに、パワーの源として業務推進上でお役に立てれば幸いです。

齋藤由利子

やる気と勇気を届けます

看護マネジメント 21のチカラ

看護管理者は病院変革のキーパーソン!!

私が歩んできた
看護管理者の道

～師長時代～

管理者としての分岐点は「感染管理」

33 歳の新米師長のころを振り返ります。

いつもいつも「もっと良い方法はないだろうか」、「目標達成ために別の方法はないだろうか」と常にポジティブシンキングをしている私がいました。師長は何事も「自ら」率先して学ぶ姿勢を部下に見せる必要があります。即実行型の私にとって、学習すること、実践することは全く苦労だとは思いませんでした。また、スタッフや他職種と真摯に向き合い協働し、組織をまとめることに力を注ぐことが、私自身、楽しくて仕方がありませんでした。

しかし、院内にどう頑張って看護管理をすればよいのかを導いてくれるような教育システムがなかったのも事実です。当時、日本看護協会において看護管理者研修はあったものの、看護部からの研修の勧めはなく、研修参加者が極端に少ない状況でした。上司の背中をみて習得する教育慣習が、まだまだ主流であったという時代背景もありました。

また、当時は標準化されたマニュアルもなく、部署任せで手順作成をしていました。当然、標準化には程遠いものだったと思います。計画し、実践し、成果を評価し、フィードバックを行い改善する、という PDCA を回すことはできていませんでした。疑問や問題を感じた際は、「自ら考え、創造力を働かせる」しかなかったのです。

人事・労務コンサルタントの松田憲二氏は「仕事を遂行するには、踏まなければならない重要な過程があり、その過程を適切に踏むことによって仕事の成果は上がる。それは、目標・方針を明確にする、部下に指令する、実施段階で欠陥が出ないよう統制を行うことである」と述べています。つまり、病院や看護部の目標・方針に沿って役割遂行するのが師長の役割であるのに対し、そのころの私はそれすら理解していなかったのです。今の看護部長の立場になって初めてその重要さを感じます。

また、自身が40代に差し掛かろうとしていたころ、子育て真っ最中ではありましたが、このまま淡々と業務をこなしているだけでよいのだろうか、もっと大きな器になるためにも何か別のものに触れたい、先見性や俯瞰できる能力を持ちたいと悩んでいました。

それは自分自身が、他の病院の勤務経験がなく、井の中の蛙だと感じていたからです。さまざまな医療環境、他の病院での看護管理を経験できていたら、今よりもっと視野が広がっていただろうな、と感じています。リクルートワークス研究所長・大久保幸夫氏は、「40代から50代にかけては、キャリア観・仕事観が大きく変わる。社外接点が大きな機会となる」と述べています。まさにそのとおりだと痛切に思います。

■

そのような中、私の看護師人生、管理者としての分岐点は、自著『改訂版 交渉力アップで看護部を変える、病院を変える』(経営書院刊)でも述べていますが、「感染管理」との出会いでした。

2004年、日本文化厚生農業協同組合連合会の感染対策予防研修会の5回シリーズ編(10日間:5月～11月)を受けました。その研修は、私にとってかなりの衝撃となりました。当時、病院で取り組んでいた感染対策、自分が実践していた対策とは大きく違ったのです。

3人の子育てに追われていたということもあり、遠方での研修を受ける機会もなかった自分にとって、すばらしい講師陣や受講仲間たちとの出会いにも感動を覚えました。そして研修そのものが、私のモチベーションに火をつけました。

A. ブルース、J.S. ペピトンによると、仕事によって満たされる欲求のレベルが高いほど、その仕事をするモチベーションは高くなると述べています「組織を救うモティベータ・マネジメント」(ディスカバートゥエンティワン刊)。

私は「当院の感染対策を変えたい」と強く決意したのです。当時、感染管理に明るい人材は院内にいませんでした。私は何回か研修に通う電車の中で、学んだ感染対策をいかに当院に浸透させていくかを、真剣に考えていました。まさに「自ら考え判断し、創造力を働かせた場面」です。

人を動かすためには「心を動かすこと」

そして「人を動かすためには、無理強いしてもうまくいかない。まず理解してもらうために人の心に訴えること、心を動かすことからと始めたい」と決意しました。

つまり、「意識を変えることができなければ、行動を変えることはできない」というドイツの心理学者であるクルト・レヴィンの変革理論の「解凍」、「変化」、「再凍結」の三段階のうち、第一段階となる「解凍」に当てはまります。

まずは、意識改革を目的とした院内感染対策研修会を開きたいと、病院長と看護部長に交渉し、全職員対象の研修会を実現しました。今のように診療報酬加算取得のための研修会が義務付けされていなかった時代です。しかし、1回の研修会で何かを変えることはできません。私は「エビデンスを初めて知った。今やっている対策は本当に意味があるのか」と疑問に思ってくれるだけでよかったのです。

また「当院の感染対策を改善することにより患者への院内感染を防止できること、そのために組織的な感染管理活動ができること」をゴールにしたいと考えました。師長という立場もあり、現場の状況を生の声として把握できる醍醐味がありました。

一方、自部署だけではなく組織横断的に活動することで、その部署で長年継続されている業務についてはいつも通りに行うことが当たり前であり、疑問に感じることもなく、ローカルルールの習慣が多くあることを目の当たりにしました。

そこで、私が初めに実行した改善は、職員への院内感染知識の普及と同時に「無駄な感染対策をやめること」でした。人は「変わること、変えること」に少なからず抵抗があります。しかし、やめることなら可能である、いや無駄を省くことなら喜ぶと直感したからです。その意義は2つ、「看護職の業務負担軽減」と「コスト削減」です。

コスト削減は、病院管理者へのアピールにもなります。この裏には、「無駄を省いてコストを削減し、病院管理者が理解を示してくれたところで、次は感染対策に必要な材料を導入していく」という私なりの戦略がありました。結果、看護職の業務量の削減と相当額のコスト削減ができたのです。

しかし私1人でできることには限界があります。次は、病院内の感染管理体制の組織化です。当院の現状分析をし、現場のニーズ、病院のニーズをつかむことが改善への第一歩です。そこで、機動的活動ができる組織が必須であると考え、ICCのもとに新たな感染管理組織として、病院長ライン下のICTと現場の実働部隊であるリンクナース会を設立させることを病院長と看護部長に切望し、実現に至りました。

組織活性化のコツは「誰を巻き込むか」

しかし、ここで終わってはゴールを達成できず、設立した以上は成功させなければなりません。組織をつくるだけで実

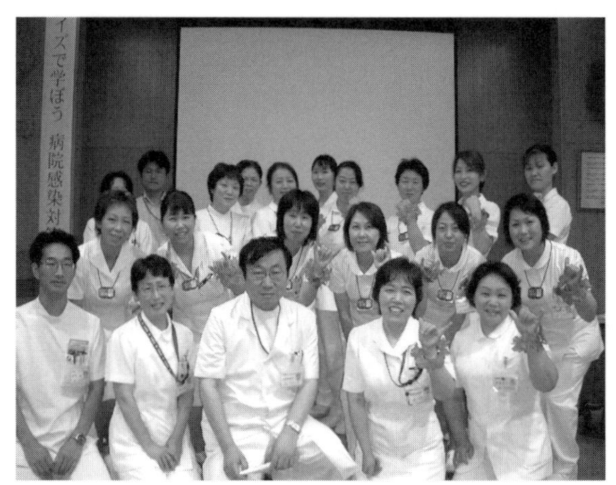

師長時代の筆者（前列右から２番目）

践が伴わなければ何も変わらないのです。管理組織として機能するには「誰を組織に巻き込むか」が勝負の分かれ道です。

従って、メンバーは、「熱意があり同じ志を持つ仲間として頑張れる人」を選出、構成しました。何より活動を自分から楽しんで感染管理に当たることが一番のポイントで、メンバーも遠方の研修会にもいつもワイワイと共に出掛けました。この一連の組織活動は、まさに病院が望む組織のニーズと、個人の成長を願うニーズが生んだ「組織におけるキャリア開発」を、ボトムアップ的に獲得できたといえるのではないでしょうか。

私は、「やると決断したらどうしたらできるかだけを多方面から考えること、あきらめないこと」が不可能を可能にする秘訣であると考えます。組織を変えていくためのコミュニケーションや交渉の手段は、相手との関係によって結果が大きく異なります。

つまり、信頼関係が確立されていればどのような方法でもそれなりの効果があります。信頼されていないと、手法だけでは効果を期待することができません。お互いのニーズを満たせるような組織改革には信頼関係が重要です。研修で出会った講師陣とのつながりと、院内感染への情熱、そして自己研鑽に励んだことが現在につながっています。

「出会いで人生は変わる。出会いで人は成長する」と実感し、出会いがなかったら今の私はないと心から感謝しています。まさに、共に頑張れる仲間と困難を乗り越えたことにより、管理の神髄に触れる成功体験ができました。

看護部長になった今でも、さまざまな課題が降りかかる毎日です。

しかし、その課題にどう立ち向かうかは自身の意識の持ち方次第です。「部下ができそうなことは時間がかかっても任せる、本当に困ったときが私の出番、最終責任は自分が請け負う」という姿勢は師長としても必要だと思います。スタッフを育てるには「任せる、見守る、寄り添う」ことが欠かせませんし、人材育成により組織も育つことになります。何といっても病院の要は師長にあります。

そして一番やりがいがを感じることができるのも、師長であると思います。さまざまな困難を乗り越えることで成長し、自分が管理を楽しむことができれば、組織は活性化すると信じています。

～管理師長（現在の副看護部長）時代～

このツールで「病院が変わる！」と直感

管理師長（現在の副部長）に昇格したとき、私は師長の中で一番年下でした。

もしかしたら他の師長は面白くなく、生意気だと思ったかもしれません。女性は昇進意欲が低いとはいわれるものの、年下から指示されることは誰も好まないと思います。しかし、誰一人と反論することなく、私を支えてくれた管理者たちばかりで、感謝の毎日でした。

そして遅ればせながら、日本看護協会の認定看護管理者ファーストレベル、セカンドレベル研修で看護管理を学んだのも管理師長時代です。それまで自分に不足していた外部環境を知ること、病院の強み・弱みを知ること、管理はどうあるべきかを学びました。

■

そのような中、2006年の看護管理研修においてバランスト・スコアカード（BSC）のツールを耳にしたとき、私はこの経営戦略マネジメントツールを使って「病院を変えられる」と直感し、変えなくてはならないと強く思いました。

「自ら気付き、考え、決断」した大きな大きな場面です。このたった一人の思いが病院幹部を動かし、全職員やチーム医療を対象としてBSC導入に至り、10年以上経過した現在でも継続できています。導入に至った経緯は自著「交渉力アップで看護師を変える、病院を変える」（経営書院刊）にも書きましたので、参考にしていただきたいと思います。

この取り組みにより他部門とのコミュニケーションを取る機会も多くなり、意識の変化とともに、目標行動に結び付き組織が活性化しました。

もちろん、部署により温度差があり成果も十分とはいえません。常にアンテナを高くし、先見性を持った戦略を立案し、全職員が一丸となっていけるような継続的な活動が今後も必須であると考えます。管理師長は、各部署の現状と課題・目標を掌握し支援に当たること、また看護部長を補佐し、ベクトルを同じくして統制に当たる役割があります。

当時の看護部長は、私に多くの裁量を与えてくれましたので、羽を折られることもなく、さまざまなことを創造しチャレンジさせていただきました。失敗はあっても、チャレンジ自体をリフレクションすることで、自己成長につながると私は考えています。多くの「人」と出会い、協働できたことは宝となっています。

～看護部長時代～

力を注いだ看護の仕組みづくりと人材教育

2009年に看護部長に就任し、最も力を注ぎたいと考えたのは「管理のしくみづくり」と「人材育成」でした。

そして、組織として機能するためのチームワーク力を高めることです。「看護部長は孤独な役職」と過去の看護部長から聞いていましたが、私は「心の持ちよう、自分次第なのではないか」と思っています。部長職ともなると、「自ら考え決断し、創造する」のは当たり前のこと、むしろそれが仕事です。

前日本賃金研究センター代表幹事・楠田丘氏は、管理監督者の３大業務について、業績の管理、人の管理、変化対応の管理を挙げています。その中でも、私は人の管理が最も困難、かつ重要であると感じています。

すなわち、管理者として基本となる人的環境整備に力を注ぐべきと考えましたが、着任時、当院には専門看護師・認定看護師・認定看護管理者が一人もいませんでした。看護の質向上のためにも専門・認定看護師をいち早く育成したいと考えていました。

一方で、そのための支援体制が全くなかったため、部門長をトップとする管理会議で支援の必要性を説明し、学費支援と就学中の全面給与支給、認定後の手当等の交渉をし、承認を得ることができました。おかげで2010年度を皮切りに、

2018年時点で9分野の認定看護師が誕生、3人の特定行為修了者がいます。認定看護管理者は自分自身がまずチャレンジし、初めての認定看護師誕生と同時期に取得しました。

上に立つ者としての信念「情熱と努力」

私には「上に立つ者は、全てに長けることは困難ですが、常に向上心と情熱は持ち続け、努力するべき」という持論があります。そのような信念を持ちつつ、柔軟性を持ち合わせることがリーダーとして必要な要素だと考えます。

私が看護部長に就任してから、新人看護師の研修を大きく変更しました。創造力の発揮場面です。もちろん、厚生労働省から「新人看護職員研修ガイドライン」が発表されその内容をベースにするとしたことも追い風にはなっています。一方で、一般的な教育研修だけでは新人を支えるためのチームワークは生まれないという私の想いがありました。

そこで、毎年5月末頃に創意工夫を凝らした研修を実施しています。その名も「アッと驚く目玉研修」です。この研修は、すべて私の発想で組み立てています。参加者は、プリセプティ（新人）、プリセプター、エルダー、主任、師長ですが、研修内容は参加者には絶対に秘密とし、当日の場所と集合時間、持ち物しかお知らせしません。

■

第1回は、野外活動センターでの研修でした。参加者たちは、「野外だし、オリエンテーリングか何かをさせられるのだろう」と、そわそわした様子で集合しました。ところが、研修は「創作料理」でした。部署別のグループとし、全員が協力しないと目標が達成できないテーマです。食材はグループごとに多種類を準備しました。

何をつくるのかは自由ですが、制限時間は1時間半、主食

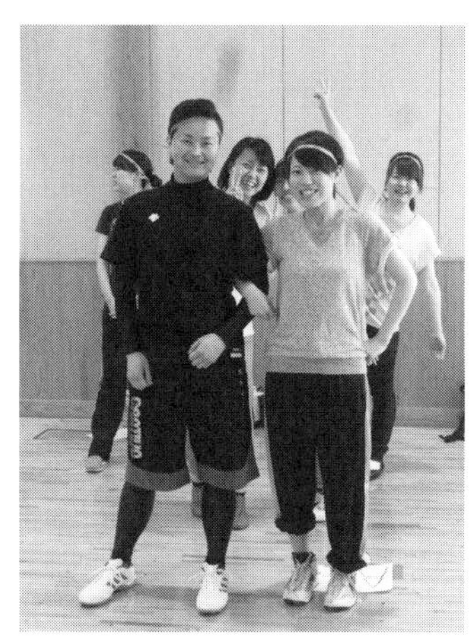

毎年「アッと驚く目玉研修」を企画

以外に3品以上の副菜をつくることがゴールです。しかも、同じグループにいる管理者は一切口出しをせず、部下から命令されたことだけを手伝うというスタンスにしました。結果、全てのグループが5品目作成、予想していた以上に素晴らしい料理ができました。

毎年、この研修に対して新人たちは、「先輩の違った側面を目の当たりにし、かなり距離が縮まってチームワークが高まった」という感想を口々に述べます。第1回の後も、「選曲創作ダンス」、「ウルトラプリプリクイズ運動会」等々、毎年部署別に対抗意識を燃やして盛り上がる研修を企画・継続し11年目を迎えます。この研修は「自ら考え創造する」そのもので、企画者としてとても楽しんでいます。

新しい目標管理の仕組みを創造

看護管理者の任務の最重要課題は、対象者に最良の医療・看護を提供するためにマネジメントをすることにあると考えます。すなわち、部下である看護職の質向上のためのマネジメントということです。そのために看護管理者は、さまざまな環境変化に対応し先見性を持つ必要があります。師長・主任の立場にある看護管理者の顧客は、患者・家族と部下（看護職）であり、現場のマネジメントをするうえで師長・主任の役割は非常に大きく、部下の能力向上を含有した人材管理、労務管理、業務管理、安全管理等々、多岐にわたって統括することを求められています。その師長・主任を育成、支援する役割は、看護部長です。

看護部長自らが、より質の高い人材育成に努めなければなりません。個々のキャリア開発をするための手段として、師長・主任一人ひとりと関わる目標管理、目標面接を行う必要があると考えます。目標面接で部下とコミュニケーションを取り、信頼関係をどう構築していくかが重要な能力の１つとなります。

また、面接という特別の場面だけではなく、常日ごろから部下の話をきちんと聴くこと、部下を尊重する姿勢が大切であり、信頼関係を構築しておくことによって、効率的・効果的な目標面接ができると考えます。目標面接は、部下の働きがいを高め、意欲を向上させ、部下が自らチャレンジ目標を達成に向かうようにすることが目的であり、ひいては活気のある職場風土につながります。

そこで私は、新しい目標管理の仕組みを創造しました。「看護管理者（師長・主任）一人ひとりとの関わりを重要視した目標管理」の企画・実践です。本文でも触れますがこの取り組みを紹介します。

それまでの看護管理者の目標管理は、１年間の個人計画を４月に提出し、年度末の３月に報告書を提出する、という形式でした。ただし、上司との面接はなく、計画の実践ができてもできなくても、報告書としてまとめることのみが課題でした。看護管理者同士の情報共有や評価もなく、「これでよいのだろうか」と、とても疑問に思っていました。

「統合演習」からのひらめき

そこでひらめいたのが、認定看護管理者セカンドレベルの教育プログラムにある「統合演習」の活用です。統合演習では、看護管理の実践能力の向上を目指すことを目的とし、まずは自部署の課題を明らかにするための分析をします。その課題に対し、自分の立場でできる実践可能な改善計画を立案します。受講者が一番苦労しているのは、課題が根拠に基づいているか議論を繰り返す場です。この作業こそが、リフレクションとなり、成長の機会となると考えます。

私は、「目標面接も机上の空論であってはならない。患者・家族・そして部下育成の現場に即した実践計画に関わりたい」という熱い思いがあります。故に当院の看護管理者にも総合演習のような経験をさせることで、一人ひとりを支援しようと決意したわけです。

師長・主任は4月初旬に「実践計画書」を作成し、2月には「実践報告書」として論文形式でまとめて、提出する方法に切り替えました。

ここで最も重要なのが、「実践計画書」立案時の目標面接です。計画立案時の初期目標面接においては、一人ひとりが自部署や自分の役割をどう捉え、分析し、実践計画を立案したかが手に取るように分かります。

そこに病院のビジョン、看護部方針を加味した上で再検討すると、行うべきことが可視化できます。前出の前日本賃金研究センター代表幹事・楠田丘氏は、「労務管理は、今期の目標を設定する目標面接、その達成度を評価する成績評価、そしてその結果をフィードバックしての部下育成からなる。

それが加点主義なものであることこそが人事・労務を活力あるものとします。まさに、加点主義の整備と確立こそがこれからの人事の最大の焦点となる」と述べており、私も同感です。

■

さらに目標面接で重要なのは、

「①自らが行う目標づくりであること②本人による自己統制であること③チャレンジを目標設定の最重点事項とすることが重要である」とも述べています。

私は、この「①自らが行う目標づくり」には、部下の能力や成熟度に合わせた上司の支援が必要であると考えます。なぜなら適切な現状分析なくして目標は立案できないからです。現状をどう捉え何を課題とするのかを目標面接の中で明らかにする必要があります。課題を明らかにすることができたら、自由な発想でチャレンジングな目標や実践計画を立案してもらいます。

目標管理のコツは部下が「何をやりたいのか」を引き出すこと

「何をやりたいのか」を引き出すことが重要であり、それが引き出せれば目標面接は7割達成です。実践計画においては、個人のみの目標のみにとどまらず、部下との関わりやキャリアをどのように支援するかまで記載することを必須としています。計画は、「期限を明らかにすること、具体的であること、測定可能な指標を入れること、達成可能なストレッチゴールにすること、組織の目標に即していること」として立案します。

私はこの面接を1人当たりおおよそ30分で行っています。目標面接は、なかなか30分では終わらないという方もいるでしょう。全てはタイムマネジメントです。常日ごろから部下とコミュニケーションを取っていれば、特別な時間を必要としません。部下が悩んでいるときは目標面接ではなく、ニーズに応じた面談を適宜行うべきでしょう。

繰り返しになりますが、目標面接の狙いは「看護管理者として何を課題とし、何をやりたいと思っているか」を引き出すことです。

私はこの初期の目標面接を看護部長の任務として最も意義のあるものと感じ、この醍醐味を楽しんでいます。

この初期目標面接では必ず手直しを入れますが、面接で決めたチャレンジングなストレッチ目標に師長・主任は「すっきりしました。頑張ります」と、きらきら目を輝かせて部長室を後にします。合意に至った計画に沿って看護管理者が目標に取り組んでいる期間中や９月の中間面接では、実践状況を確認し追加・修正していきます。翌年２月には実践報告書の論文を各自に提出してもらいます。

１年間の集大成を論文としてまとめることは、看護管理者としての自分の実践を振り返りと同時に、文章能力向上の機会としたいという意図があります。年度末の忙しい時期に本当に大変であろうと察します。

しかし、誰一人として期限が守れない看護管理者はいなくなりました。２月の期末面接は、この論文提出前になることが多く、面接の会話の中で確認を行っています。最終的には、師長・主任の実践内容と論文の評定を個人評価表にまとめ、フィードバックしています。

■

しかし、このフローのみでは、看護管理者間の情報共有がありません。私は看護管理者同士、お互いがどのように取り組んでいるのかを知ることは、その後の活動を考えるに当たっても非常に参考になるのではないかと考え、2011年度から年度末に師長会・主任会の場を利用して、それぞれで実践報告会を行いました。

当時は紙ベースの報告会でしたから、今一つインパクトに欠けると感じ、2013年度からパワーポイントを使ったプレゼンテーションによる報告会に切り替えました。

実践報告会は、約3時間を2回に分けて行っています。もちろん、師長・主任は全員参加です。プレゼンテーションは、1人3分間の時間厳守で行います。たった3分間で、いかに要点を得たプレゼンテーションができるか、言いたいことが伝わるか、これも管理者には必要な能力であると考えました。

当初は、報告中に終了のベルが鳴ってしまう者が12～13人程度いましたが、2015年度はほとんどがタイムマネジメントできるようになりました。

また、発表のみで終了せず報告後の師長・主任同士の討議することが重要であると考え、十分な時間を割いています。参加者からは、「実践報告としてまとめることにより振り返りとなり、課題も見い出せる」、「師長・主任それぞれの取り組みが分かり、情報の共有が図れる」、「発表会自体が学習の機会として大きな位置を占め、今後の実践に結び付けられる」、「目標を持ち実践そして発表することは各自のモチベーションが向上し有意義である」等の、非常に前向きな意見や感想が多く聞かれました。

中には「実践結果が成果として表れてきており、感動した」との頼もしい意見もあり、企画側として、こんなにうれしい評価はありません。

これら目標面接、目標管理の仕組みの意義は、

①看護管理者の動機付けから自己啓発へと結び付けるこ

と、

②看護管理者としてやりたいこと、やるべきことの整合性を可視化し実践することにより、組織や人を動かす能力が身に付き、キャリアアップにつながること、

③看護管理者がチャレンジングなストレッチ目標に向かって努力し成果を得ること、

この3つはボトムアップから組織が活性化することにあります。

人事労務コンサルタントの松田憲二氏は「自己啓発による自己開発こそ、能力開発の大前提である」と提言しています。私は自己啓発ができるような関わりを持つことが重要であり、目標面接の極意と考えます。

また、看護部長として、一歩先を見据えたチャレンジ精神、情熱、そして自分自身が考え判断し創造する看護管理をますます楽しみ、看護管理者と共にまだまだ成長し続けたいと考えます。

～副院長兼看護部長となって～

病院経営改善への取組みと他施設との連携強化

副院長は病院長と一体となり、病院を動かす存在です。

当院における医師以外の副院長の定年就業規則を変えてまで、「副院長の役職を全うしてほしい」と病院長から依頼を受けました。非常に責任の重大さを感じています。

病院で一番大きな組織である看護部門をまとめると同時に、病院全体を俯瞰した立場で物事を判断していかなければなりません。

また、病院経営参画のために、病院の方針を明確にし、浸透を図る必要があります。

ところが医師は、自分なりの仕事に対する考えが確立して

おり、医師が集まっても意見が一致しないことが多いとされます。さまざまな地域で講義、講演をしていますが、どこの病院に勤務される方でも、一致する意見は「医師との関係性が一番難しい」ということのようです。

私はまず、病院経営改善のために病院長と３人の副院長をつなぎ情報共有と方針の浸透・徹底を図るため、病院長と副院長のみの会議を提案し、週に１回、始業前の７時40分から会議を行っています。会議が機能しているとはいえませんが、コミュニケーションの機会となっています。

まだまだやらなければならないことが多々あります。

地域包括ケアシステム構築のための現状把握、課題の抽出のため地域にも一歩足を踏み出したところです。地域や行政との連携を強化すること、生活者としての患者がどう生きたいかを支えること、外来における在宅療養アセスメントと療養支援等、課題は山積しています。

しかし、私は困難なほど乗り越えたくなる性分であり、その先の感動と楽しさを味わうために、今後も日々精進したいと思います。

きわめたい
看護管理能力

考える／予測する／判断する
創造する／指導する／活かす／
マネジメントする

1. 看護管理者の役割って、何？

私が大切にしていることは人間関係

ピカピカの主任さん、師長さん、ご昇格おめでとうございます。

また、就任されて数年、看護部長さん、お疲れさまです。心の底では「主任って大変」「師長って大変！」「看護部長はもっと大変」という気持ちは皆同じですよね。そんなみなさんたちの手助けとなるよう、私の経験を踏まえながら、看護管理者の役割について考えたいと思います。

社会や医療環境が大きく変化するとともに国民意識の変化、対象患者の高齢化によるさまざまな課題があると同時に、働く看護職の意識も価値観も多様化してきています。そのような中、看護管理者である皆さんの存在の重要性も増し、役割も変化しています。

その役割について、まず病棟の責任者である師長に焦点をあてて紹介させていただきます。

私はいま、栃木県看護協会の看護師職能委員長をしていますが、師長の役割については、全国看護師職能委員長会議で2015（平成27）年度から調査や委員で議論を続けています。調査の動機は、師長の役割や責務が増大しているにもかかわらず、これらの変化を踏まえた師長の役割に関する情報収集が十分でないことにありました。そこで、47都道府県内の

図1　看護師長の役割

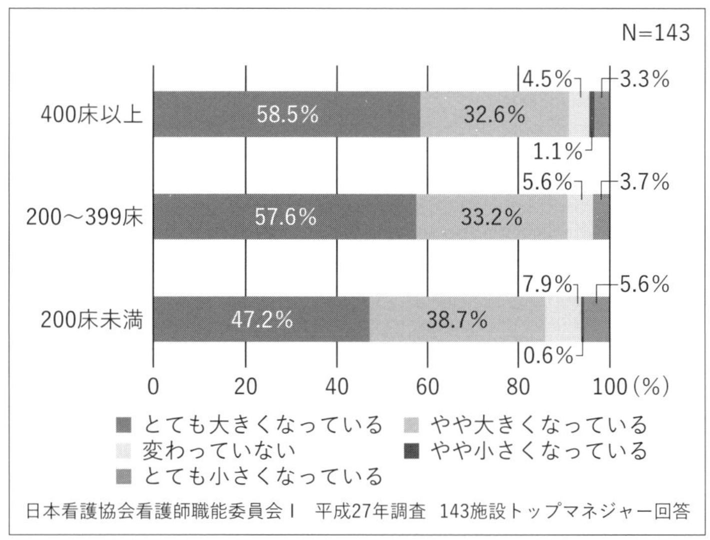

日本看護協会看護師職能委員会Ｉ　平成27年調査　143施設トップマネジャー回答

病院、200床未満、200〜399床、400床以上の病院３施設を抽出し、トップマネジャーと師長５年以上経験のモデルとなる師長を対象に、「看護師長の役割の変化、重要だと思う看護師長の役割」を調査しました。その結果について、全国職能集会参加者アンケートの一部を掲載します（図1、2）。

師長が回答した設問「看護師長の役割の変化」で多いのは、病床管理、労務管理、スタッフの育成・教育、退院支援・調整、院内連携の順でした。やはり在院日数の短縮や、退院支援・調整の必然性等による病床管理の役割に変化を感じているようです。

「看護師長の役割を果たす上で最も大切にしていること」は、対人関係、看護師長としての姿勢・態度、情報収集、スタッフのモチベーションの維持・向上の順に多く、人間関係に関する内容が多くを占めていました。

さらに、2016（平成28）年度の全国職能委員長会議で「看

図２　看護部門のトップマネジャーが認識している看護師長の役割

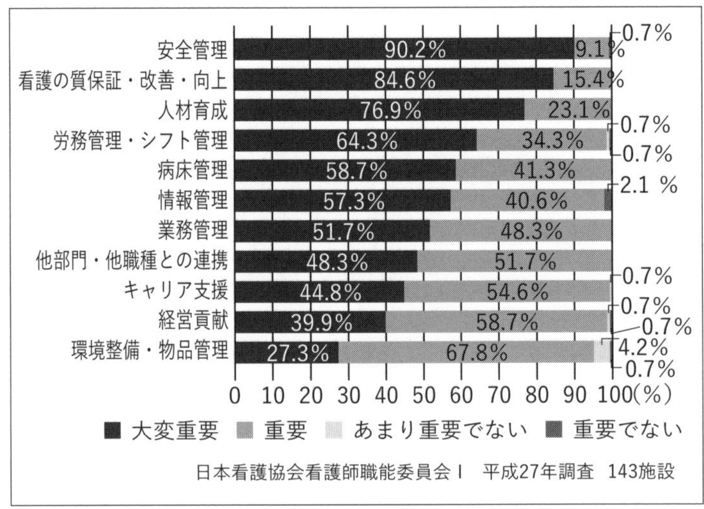

護師長の役割21項目」について時期を変えて３回アンケートを実施しました。その結果、重要ととらえている役割は「部署の課題の明確化／方針立案／運営」がトップとなり、ついで「看護の質改善／保証／向上」「安全管理」の順でした。(図３)。これらのアンケートからも、師長はいかに多くの役割と責任を負っているかが分かります。

看護の仕事は継続性が必要です。

看護職１人だけでは常時患者のケアをすることはできず、とうてい患者のニーズも満たすことはできません。すなわち、看護職は協働する集団・組織としての機能が求められます。

私は「組織は生き物」だと感じています。組織が活性化できるか否かは「ヒト」にかかっています。形式だけでは意味も意義もありません。

従って、組織目標を達成するためには、一人ひとりが能力

図3　看護師長の役割重要度（3回調査の平均 トップ10）

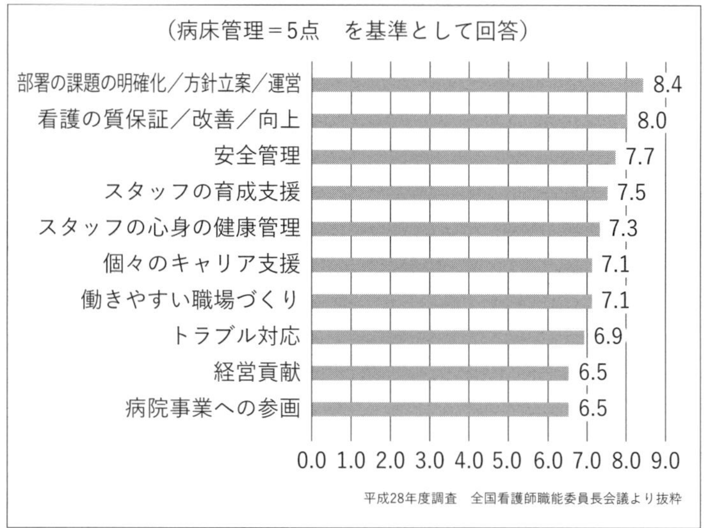

図4　看護師長が担う管理項目

人材管理
- 人間関係調整
- 働きやすい職場づくり
- 個々のキャリア支援
- スタッフの心身の健康管理
- スタッフの育成支援
- 学生の育成・支援

業務全般管理
- 業務管理
- 退院支援・継続看護
- 他部門・他職種との連携
- 環境整備・物品管理
- シフト管理
- 情報管理
- 安全管理
- 地域連携
- トラブル対応
- 患者家族への対応・支援

組織管理
- 病院事業への参画
- 経営貢献
- 病床管理
- 部署の課題の明確化／方針立案／運営
- 看護の質保証／改善／向上

平成28年度調査　全国看護師職能委員長会議より

図5　自施設の看護師長が直面している課題

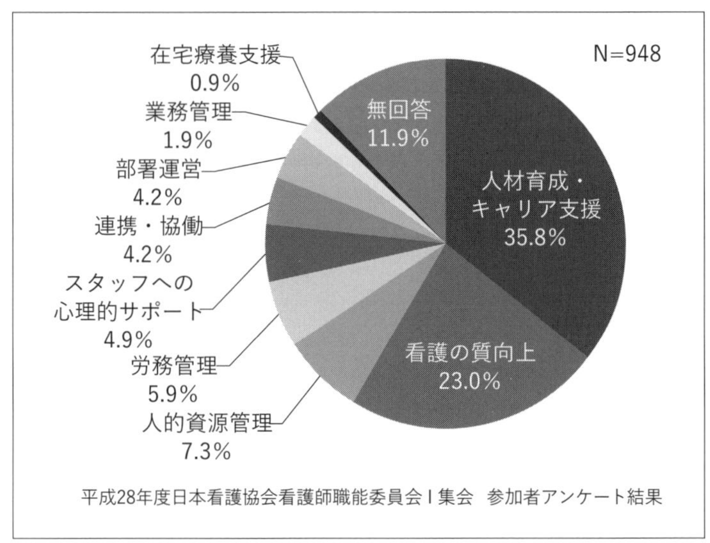

平成28年度日本看護協会看護師職能委員会Ⅰ集会　参加者アンケート結果

を発揮し、かつ協調と協働が重要となります。もう1つ大事なのは、組織にはトップ（部署であれば師長、部門であれば看護部長）が必要となり、そのトップが組織の存在価値、病院の核となる重要な位置を占めるわけです。クルト・レヴィン（1890年ドイツ生まれ。マサチューセッツ工科大学教授。「社会心理学の父」と呼ばれた）は「どんなに個人の能力が高くても、病院の方針や管理者の命令、部門の目標、職場環境等が悪くては、部下の士気も上がらず、業績も向上しない」と述べています。

活きた組織をつくる

すなわち、看護部門の管理者であるあなたが、目標を明確にし、かつその職場環境をより良いものにしない限り、看護師個人のキャリアアップも望めず、目標も達成できないということになります。私は長い看護管理者経験の中、このレヴィンの言葉を教訓にしています。しかし、皆さんの部署でも必ずしも円滑に管理できているわけではなく、何らかの課題を抱えていると思います。従ってそれぞれの部署を、そして一人ひとりの看護管理者を支え、生きた組織をつくるために看護部長の役割があるわけです。

さて、ここで私の考える看護管理者の役割を図６にまとめてみました。

人事労務コンサルタントの松田憲二氏は、「管理とは、組織や職場の目標を達成するために、ヒト・モノ・カネ・時間・情報などの経営資源を効果的、経済的に活用することである」としています。これらの経営資源のうち、「ヒト」はモノ・カネ・時間・情報全てに関わることから、最も重要なものはまぎれもなく「ヒト」であると考えます。「ヒト」を介したマネジメント、すなわち安全管理、業務管理、物品管理、病床管理は人の能力に左右されるからです。組織は人で構成されることから、組織が活性化されるか否かは全て人にかかってきます。

皆さんが管理者に昇進して管理業務を習得する際、物が対象である管理に関しては、学習と経験により比較的容易に獲得できますが、人を管理することが一番困難なのではないでしょうか。

しかし、私には「人」は本当に管理するものなのだろうか、という疑問もあります。人は感情を持った生き物であり、いくら能力が高くても「心や意識」が着いていかない限り、何も成果は生まれないと考えます。人の心は管理するものではなく、「寄り添い支援する」ものであり、その基盤があって初めて組織目標に向かい一体化するものと考えます。従って、人材管理は看護職が働き続けられるように環境を整えること、また良い仕事をしてもらうために労務管理をする

図６　看護管理者の役割

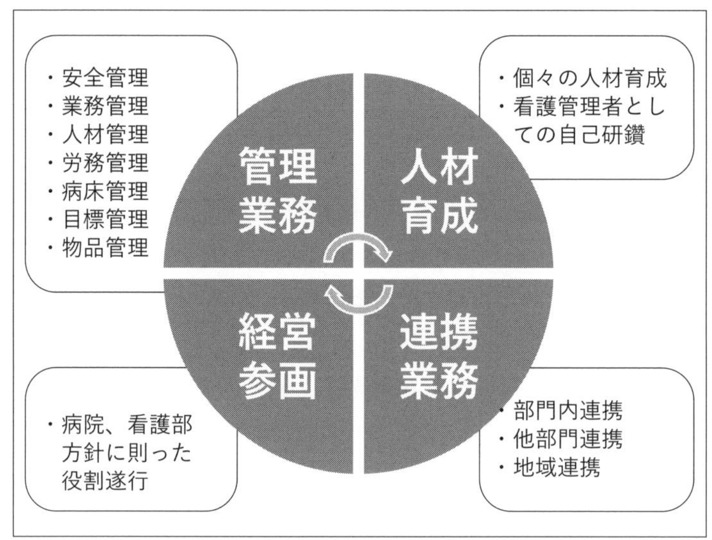

ことも管理者としての役割となります。

図５の日本看護協会のアンケート結果から、人材育成は直面している一番の課題となっています。

確かにうなずくことができます。学習意欲が高く、専門職としてのキャリアデザインが描けている看護職ばかりではなく、プライベート優先のスタッフもいます。しかし、それを責めることはできません。個々の価値観は多様化しているからです。従って、一人ひとりの看護職の考えとニーズをとらえる必要があります。個々の価値観は多様化しています。そのため、一人ひとりの看護職の考えとニーズを知る必要があります。

組織目標達成に必要な目標管理

そこで重要なのが、目標管理による面接です。個々の看護職が組織目標に向かった目標を立案することに意義があり、その目標に向かって支援を進めるのです。その支援がキャリアデザインの支援ともなります。「プライベートを優先させたい、休みたい」というニーズが高い看護職であっても、勤務している間は専門職としての役割があります。しっかりとメリハリをつけて、目標行動を取ることは、組織風土にも好影響となります。

全ての患者さんに質の高い看護ができるようにするための努力は、全ての看護職の責務です。新人看護師にとって居心地が良い職場風土を醸成したいものです。うまく人材育成ができる組織風土を目指したいものです。

そこで私から皆さんにも一言、皆さん自身はどれだけ学習を重ねているかを振り返っていただきたいのです。部下を成長させるには、自己研鑽、自己も成長していくことが重要であると考えます。私自身も主任や師長たちへさまざまな情報が提供できるよう努力をしていますし、努力すること自体を楽しんでいます。

とくに看護師長は、スタッフ間連携はもちろん、看護部門の他部署との連携、さらに部門外連携の強化にあたる役割を担います。近年、特にチーム医療の重要性が高くなっています。チーム医療は医療の安全や専門分化を目指して、資質をさらに向上させていくために欠かせないものです。

看護職はチーム医療において、看護の専門性を発揮すること、さらに患者さんに一番近い位置にいることから、患者権利の擁護を加味しながら多職種間をつなぐキーパーソンです。キーパーソンのリーダーが看護管理者となりますので、多職種と協調し、協働していく方向付けをしなければなりません。そのためには的確な情報収集能力、判断能力、コミュニケーション能力、交渉力を磨く必要があります。

また、病院における管理者として経営に参画する役割もあります。私が管理者に昇格した26年前は、経営を考えることはほとんどありませんでしたが、時代は変わりました。しかし、病院経営のために、「稼ぐ役割」を担っているというものでは決してありません。変化する医療提供体制に応じた医療を病院の方針に沿って実践すること、すなわち医療の標準化による質の向上を担う役割となります。

入院基本料、チーム医療加算等、必要とされる看護師がいることが医療の質を上げることになり、ひいては在院日数の短縮や療養継続支援につながります。看護師は「患者を生活者として見る視点」を高め、「人生をどう全うしたいか」「どう死を迎えたいか」という、患者の意思決定を支援する役割があります。

看護管理者たるもの、時代に即した望まれる看護が提供できるように新しい取り組みを推し進めて、現場を変革していく役割も求められています。私は、中間管理者である主任・師長の質と管理実践能力が、生き残れる病院になるか否かの分かれ道になると感じています。やっぱり病院の支柱は看護師であり、そして要（かなめ）は管理者にあると思います。

2. スタッフ時代に見えなかったこと

スタッフは上司をどうみている？

皆さんは、スタッフ時代、主任時代、そして師長という段階を踏んで、管理者のイメージは変わりましたか。立ち位置が違うと、それぞれに見えるものも感じるものも違うものです。とくに病棟の要（かなめ）である管理者に対してスタッフはどう捉えているのでしょうか、何となく興味があり、管理者への思いが書かれている掲示板を少しのぞいてみました。一部を掲載します。

・ベッド管理や申し送りの時や師長会には参加しているけども、全然動きませんね。部屋持ちもしてくれないし、処置でみんなバタバタしているのに、師長はデスクの前で座っています。しかも、Ns コールが鳴っていて、1番近いところにいてもとらないんです。
・師長によって病棟がガラリと変わるし、詰所の空気や職場関係もガラっと変わる。だから、部屋持ちとかしてくれる師長さんがいれば羨ましいですね。私のところは、機嫌ばかりとって、機嫌が悪かったら、もうその日はみんなツンケンして詰所内の空気が悪い。
・ヒラですけど、師長など上にはなりたくないですね、別段興味もないですし。ヒラと比べていくら残業しても超勤はつかないし、勤務表つくるのも大変だし、つくっても下からは「この勤務はありえない」など愚痴を言われてかわいそうです。

・師長さんや副師長さんは大変そうですね……。多忙な業務に、問題処理係的な役割、勤務表作成、学生に勉強を教えに行かないといけない、その他にも沢山の業務がありそうですね……。役職手当は付くみたいですが、うちの副師長さん曰く「安い上に雑用が多い」だそうです。そういうことを聞くと、私には魅力が感じられません。それなら若いナースが少しでも泣かなくてすむように、若いナースのお手伝いがしたいと思います。

さすが生の声です。しかし、決して他人事ではなく、私にとっては想定内のことが書かれています。忙しい看護の現場はまさに修羅場、看護管理者への不満の１つや２つは誰にでもあることでしょう。掲示板は、つぶやく看護師の不満表出、そして閲覧する看護師らが「自分だけではないんだ」と共感し合う場となります。

でも、大事なのはその後です。傷をなめ合うだけでは意味がありません。そこから、また頑張ろうという気持ちになることが重要なのです。

看護管理者の醍醐味と面白さ!!

「上司の良し悪しは３日で分かるが、部下の出来・不出来は、少なくとも３年間付き合わないと分からない」と、聞いたことがあります。それだけ上司を見る目は厳しく、上司への要求や要望も高いことが分かります。しかし、立場が変われば変わるものです。私は立場と共にグンと成長する部下を何人か目にしてきました。そういうスタッフを見て、非常に頼もしく思います。

多少失敗があっても、何かにチャレンジして精いっぱいの努力をしたことには達成感を感じることができます。皆さんもスポーツ大会に出た経験があれば分かると思います。自分のチームよりレベルの高いチームと戦って勝利するのと、最初から勝つことが分かっているチームと対戦して、勝利するときの喜びは、全く違うものです。

レベルの高いチームに僅差で負ければ、さらにもう一度チャレンジしたいと意欲が湧くでしょう。

看護管理者の仕事も似ています。日々の業務の中で、何らかの問題が起こり、対応に追われることが多いと思います。日常業務が円滑かつ質の高い看護が提供されており、人間関係が良好なら、看護管理者はそれほど必要とされないでしょう。

部下が困っている時の出番が看護管理者なのです。課題解決能力がある人、スタッフのキャリアを支援するために教育・指導する人、業務調整を適切にする人、組織をまとめる人、スタッフの気持ちに寄り添うことができる人、等々の役割をこなすのが看護管理者です。

看護管理者は日々の葛藤を乗り越え、それらに対応できたときに達成感、やりがいを感じ、自己成長につながっていきます。

看護管理者は現場で迅速に対応することができるという醍醐味があり、「看護管理者の仕事は大変だけど面白い」はずです。課題を見つけたとき、前向きに考え、何度でもトライを繰り返すエネルギーも必要ではないでしょうか。私は困難である案件ほど燃え、何とか自分が克服したいという気持ちから、とくに師長時代が大好きでした。

スタッフには見えにくい３つの管理業務

私は、全ての師長・主任と目標面接を行っています。そこで、新主任、新師長となった看護師は、「こんなに管理者が大変な仕事をしていると思わなかった」と異口同音に言います。ということは、スタッフには見えない業務が多いということです。

ですから、前記した掲示板でも「師長は部屋持ちもしてくれない」というような不満のつぶやきがあるのでしょう。お互いの行動は見えても、頭で考えていることは何らかの手段を使わない限り、相手に伝わらないものです。

一般に管理監督者の業務は大きく３つ、業務の管理、人の管理、変化対応の管理があります（図 1）。この管理業務に合わせて業務を整理することになります。

１つ目は業務の管理です。

業務の管理をする上では、病院・看護部の方針を踏まえ部署の目標設定をする必要があります。部署目標は、患者の権利や倫理を考慮して設定します。さらに質の高い医療・看護の提供の視点、医療安全の視点等の目標を設定し、目指すべき方向を可視化します。

安全は全てにおいて優先しなければならないことから、医

図 1　管理監督者の業務

業務管理	人の管理	変化対応の管理
・目標設定 ・目標達成のための教育と支援	・人間関係の管理 ・助け合う職場づくり	・社会状況の把握 ・経営戦略 ・改革

療事故防止は最大の管理業務です。全ての医療行為、看護行為に安全はつきものです。看護管理者は患者の安全・安心のための業務を管理し、かつ起きてしまった事故には迅速に対応しなければなりません。

また、スタッフと共に医療事故の再発防止のために情報収集と分析を行い、対策を立案し実践につなげます。働きかた改革が推進されるなか、超過勤務にならぬよう、いかに時間を有効に使い生産性をあげる業務ができるか、改善や改革をするのも看護管理者の仕事です。

さらに、質の高い医療・看護を提供するためには看護基準・手順にのっとっているか、個々の患者に適切な看護展開を実践しているかを確認する、その最終責任も管理業務です。特に看護実践に関しては、現場監督である主任と師長が協働して行う業務です。

スタッフ個々の看護実践レベルや現状を把握しているのは、主任であり、師長も共有したいお宝の情報です。従って、師長と主任はそれを共有し、戦略を練ることが必要となります。

ゆとり世代とさとり世代―ここが違う

2つ目は人の管理です。

部下に対し「教える責任」と「育てる責任」があります。従って、部下をどう育成し、どういう組織にしたいか、管理者として、自身はどうあらねばならないかというビジョンを明確にしておく必要があります。人材育成にはいろいろと苦労されていることと思います。「人」の価値観も考え方も多様化、ダイバーシティが当たり前の時代です。

部下の離職防止のためにも若い世代についての特徴を理解し、受け入れ、対応することも求められることから、参考と

図２　ゆとり世代・さとり世代の特徴

ゆとり世代 1987年4月〜2004年生まれ	さとり世代 2005年4月生まれ〜
● IT系に強い ● 自主性がなく、指示待ち ● 競争意識が弱い ● 叱られるとすぐに萎縮する ● 失敗を恐れチャレンジがすくない ● 仕事よりもプライベート優先 ● すぐに結果を求める ● 自分の成長につながることしか興味ない ● 成長したいという気持ちは強い	● IT系に強い ● 欲がない ● 穏やかさ、安定を好む ● 堅実志向な人が多い ● リーダーシップが苦手 ● 競争心が少なくマイペース ● 人付き合いはほどほどに ● 仕事は「課程」ではなく「結果」が重要 ● 昇進やブランドなどに興味をしめさない

して図２に「ゆとり世代、さとり世代」について示します。

ゆとり世代は「ゆとりのある教育を受けながら個性を尊重されて育った個性ある世代」で、さとり世代は「バブル崩壊後に生まれ、就職氷河期世代を見ながら育った欲の無い堅実志向の世代」と言われています。

双方の世代とも仕事の意義と目的、明確な目標を示し、成功体験を積むような関わりが重要です。世代の傾向はあくまでも一般論ですし、最初からゆとり世代だから、さとり世代だからと決めつけや偏見で見るのではなく、看護管理者はしっかりと１人の個人として向き合うことが肝要です。

一方、人間関係の管理と助け合う職場風土づくりは、最も労力を使うと感じる方も多いと思います。一人ひとりの部下を理解することはできても、お互いにいがみ合った人と人との関係性を修復したりするのは、なかなか一筋縄ではいきません。

お互いの認識の違いであれば誤解を解くことにより理解し

合えますが、好き嫌いの感情によるコンフリクトまで解決することは困難です。そのためにも常日ごろから一人ひとりと向き合い、小さな変化を見逃さずに承認し、「お互いさま」の組織風土が醸成されるように取り組むことが大切です。

３つ目は変化対応の管理です。

今の時代だからこそ必須となる役割・業務です。社会や医療情勢が大きく変化する中、看護管理者は変化に対する適応力、かつ革新が求められます。

私もアンテナを高くして俯瞰し、必要な最新情報を管理者のみさんに提供しなければならない立場にあります。それらの情報を自分なりに咀嚼して伝達したり、方針を伝授したりします。管理者は、それらの情報や変化する方針に、柔軟に対応しなければなりません。

ここで重要なのは、情報を正しく理解し、正しく伝えることです。意外とスタッフに間違った情報が流れることが多いのです。理解したつもりでも、自分なりの解釈が入ってしまい、アクシデントにつながるケースも少なくありません。

本当に、スタッフ時代には見えなかった業務っていっぱいありますよね。本書では、業務に関する内容をさらに掘り下げていきたいと思っています。

3. どのように モチベーションを 上げる!?(1)

モチベーションとは

モチベーションの話です。

今、皆さんのモチベーションは、高いでしょうか。それとも低いでしょうか。もちろんモチベーションは一人ひとり違いますし、たった一言で変わることがあります。

スタッフのモチベーションを上げたいと思う皆さん自身も、「私のモチベーションも高くして！」という気持ちは同じですよね。さて、人はどんなときにモチベーションが上がるのでしょうか。

私の事例と、理論を踏まえて話を進めます。

そもそもモチベーションとは、人が行動を起こすときの原因、すなわち「動機」を意味するといわれています。組織の中では、仕事への意欲を持つことや引き出すことを「動機づけ」と呼んでいます。

モチベーションは、その動機づけられた状態になることを促す心理的エネルギーを表す概念です。動機づけは、気持ちと目標の両方がないとできないものともいわれています。従って、モチベーションが下がっている状態であると、何の進展もなくなってしまいます。

 私の体験的モチベーション変化

私が就職した40年前のことです。そんな昔のこと……と笑われてしまいそうですが、ちょっと聞いてください。就職の際に総婦長との面接で勤務場所の希望を聞かれ、「私は外科系でバリバリ働く自信がないので、内科系の病棟でゆっくり患者さんに関わりたいです」と答えました。

希望が通り、内科50床の病棟に配属されました。患者さんや家族との関わりが楽しく、自分なりに頑張って1年が経過したときのこと。何と、たった1年で手術室への異動を命じられたのです。

私は「どうして1年で異動しなくてはいけないの？　それも手術室ってどういうこと？」とショックを隠せませんでした。そうです、モチベーションが下がった瞬間です。

しかも、手術室配属は12人、そのうちの6人が異動です。当時の1日平均手術件数は7件程度でしたが、看護師の半数の異動を決断した総婦長のチャレンジ精神には驚きました。私は異動が決定してから2週間、毎晩、布団の中で泣いていました。

いざ、手術室勤務となっても、なかなか気持ちを切り替えることが難しく、びくびくしながら業務に当たっていたことを思い出します。

今考えると、すでに配属されていた手術室の看護師も、業務をうまく回すために相当な苦労をしたのではないかと思います。

■

そのような中、新たに配属された看護師6人のうち手術の直接介助業務に当たるのは、若さだけが取り柄の私がいつも最初でした。つらいながらも「手術はチームで行うもの。自

分のせいで手術が円滑にいかないということには絶対にしてはいけない。もう泣いている場合ではない。予習、復習しなくちゃ」と前向きに考えるような気持ちに変化していきました。

面白いことに、勉強すればするほど結果はついてきました。医師から指示される前に、要求されるだろう器材を医師のすぐ手元まで用意できているとき、医師はアイコンタクトで承認をくれます。なんと気持ちが良いことでしょうか。この承認をもらえたときが、私のモチベーションが上がる瞬間でした。

それからはまっしぐら。当時は基準も手順もありませんでしたから、自分自身で学習したことをまとめるしかなかったのですが、国家試験の勉強をしたときと同じくらい一生懸命でした。異動した仲間も、同じように独自のノートに手術介助に関してまとめるようになり、その習慣から組織文化も変わっていきました。

今でこそ、見やすいイラスト付きの書籍がたくさんありますが、そのノートは決してうまくはないイラストであっても分かりやすさは抜群でした。苦労してまとめたノートは仲間と共有する宝物であり、自分がやりたいことが、自由にできた楽しさと充実感が得られた日々でした。

外発的動機づけと内発的動機づけ

その経験を理論に当てはめてみましょう。

モチベーションは、「外発的動機づけ」、「内発的動機づけ」からなります。「外発的動機づけ」とは、自分以外の人や環境からの刺激で起こるやる気のことをいいます。

賃金や休暇、昇進のようなもので、アメとムチでいえば「アメ」に当たります。外からのご褒美は一時的にはモチ

図1　エドワード・L・デシ　内発的動機づけ

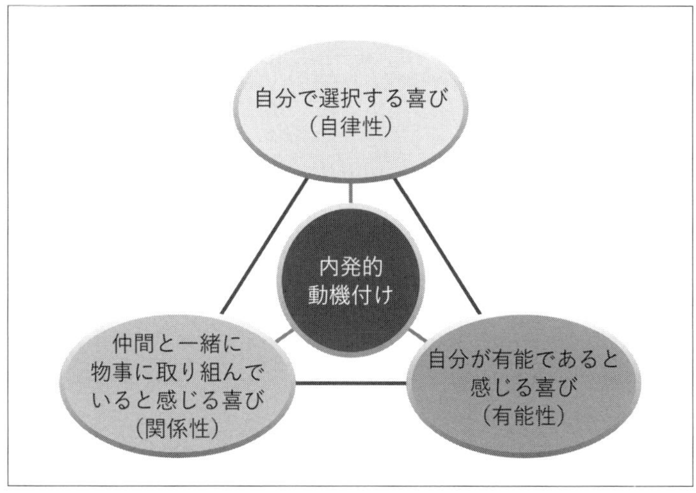

ベーションが上がることもありますが、継続は難しく限界があります。

「内発的動機づけ」とは、自分の内側から起こるやる気です。アメリカの心理学者エドワード・L・デシは、人が3つの喜びを感じるとき、内発的に動機づけられると主張しています。

3つの喜びとは、「自分で選択する喜び（自律性）」、「自分が有能であると感じる喜び（有能性）」、「仲間と一緒に物事に取り組んでいると感じる喜び（関係性）」です（図1）。

前述した私の手術室異動時の経験は、まさにこの3つにぴったりと当てはまっています。特に、自分で選択する喜び（自律性）は、格別なものがありました。

「期待」を言葉に

皆さんは、アメリカ・シカゴ州のウェスタン・エレクトリック社のホーソン工場で行われた「ホーソン実験」はご存知でしょうか。

約４万人が勤務していたホーソン工場は、給料も高く、福利厚生も充実しており、労働条件はかなり良いほうでしたが、工場の中では理由の分からない不満がくすぶっていたそうです。

そこで作業能率と照明の関係の実験をしました。２つの部屋で、明るさを一定にしたグループ、徐々に明るさを増したテストグループを比較しました。予想どおり、明るさを増したグループの能率が上がりました。

しかし、実は明るさを変えなかったグループも能率が上がったのです。今度はテストグループの部屋を暗くしていきましたが、驚くことに作業の能率は増す一方だったそうです。

お互いのグループは実験において、作業効率化の調査という「期待されている」状況に置かれました。すなわち、照明などの外的条件よりも、人間の感情や態度、職場内のインフォーマルな人間関係などのほうが作業能率に大きく影響するということが分かりました。

従って、外的要因として「アメ」だけを与え続けても、スタッフはついてこないということになります。つまり、ピグマリオン効果です。

ピグマリオン効果とは「人は他者に期待されるほど意欲が引き出されて、成績が向上する」ことをいいます。期待感はコーチング・マインドともいわれています。「これだけのことをしてあげているのに、スタッフが変わってくれない」と思うことがまれにあるかもしれません。

皆さんは、スタッフ自身に、期待していることを言葉で伝えていますか？　期待していない気持ちは、何もしなくても伝わるといわれています。

しかし、期待している気持ちはきちんと言葉にしないと相手には伝わらないのです。しかも、もし「○○してあげているのに」と言ってしまった場合、この一言ほど相手を冷めさせて、「ありがたみ」を忘れさせる言葉はありません。

どんなに良いこと、良かれと思ってしたことでも、相手にとって恩着せがましい態度は逆効果となります。

動機づけ要因でモチベーションアップを

動機づけ理論は多くの学者が唱えていますが、フレデリック・ハーズバーグの２要因理論について触れておきましょう。

アメリカの臨床心理学者フレデリック・ハーズバーグは、仕事における「満足」と「不満足」を引き起こす要因に関する理論を、実際の調査から明確にしました。

報酬や監督者との人間関係、労働条件等を不満足要因とし、衛生要因と名付けました。

一方で人が満足し、やる気を出すのは、承認や達成、仕事を通じて成長を感じるときであり、これを動機づけ要因としました（図２）。

衛生要因が満たされていないと不満が生じます。例えば、「昨年まで出ていたボーナスが支給されなくなった」、「超過勤務が少ない病棟と聞いていたのに、定時で仕事が終わらない」等、期待を裏切られたりすると不満を感じます。

では、予定どおりにボーナスが支給されたり、定時で帰れるようになれば、やる気が起きるかというと、必ずしもそうではないのです。

「当たり前のこと、働く職員の権利」と捉えるかもしれません。動機づけ要因は、満たされていなくても人は不満足にはなりませんが、これが満たされるとやる気へつながってい

図2　フレデリック・ハーズバーグ　動機づけ・衛生理論

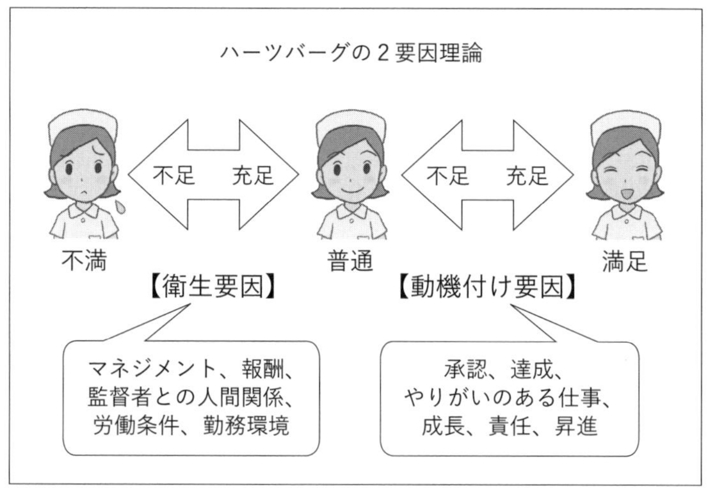

くといわれています。

すなわち、職場環境や処遇を改善しても不満がなくなるだけです。結局、人が仕事に対して満足を感じるときは、「何かを達成したい」、「認められたい」、「仕事が楽しい」というときなのです。仕事を通じて心の底からワクワクしていれば、それがモチベーションの向上となります。

4. どのように モチベーションを 上げる!?(2)

若者の会社選択理由は?

前項ではエドワード・L・デシの内発的動機づけ、ハーズバーグの動機づけ・衛生要因について述べました。モチベーション理論はさまざまな学者が唱えていますが、皆さんも現場を振り返りながら、これらの理論と照合してみましょう。

さて、一般企業の話にはなりますが、民間の調査機関・ディスコが、2017年卒の大学4年生と大学院修士課程2年生(理系)の1,137人を対象に実施した「就職を決めた企業の選社理由」の調査結果によると、1位「社会貢献度が高い」、2位「職場の雰囲気が良い」、3位「仕事内容が魅力的」、4位「将来性がある」、5位「福利厚生が充実している」、6位「有名企業である」、7位「給与・待遇が良い」、8位「大企業である」、9位「希望の勤務地で働ける」、10位「業界順位が高い」でした(図1)。

有名企業等を最優先すると思いきや、なんと1位から4位までは、仕事そのもののやりがいとなるものや、人間関係を重視した内容です。これらは、モチベーションに関連しています。今の若者も頼もしく思えました。

看護界の話に戻りましょう。看護学生は実習中に、尊敬できるナースがいるか、自分のロールモデルになりそうなナースがいるか、人間関係が良さそうか、看護の面白さが感じら

図１　就職決定企業に決めた理由

N=1137　2017 卒の大学 4 年生　大学院修士課程 2 年生（理系）

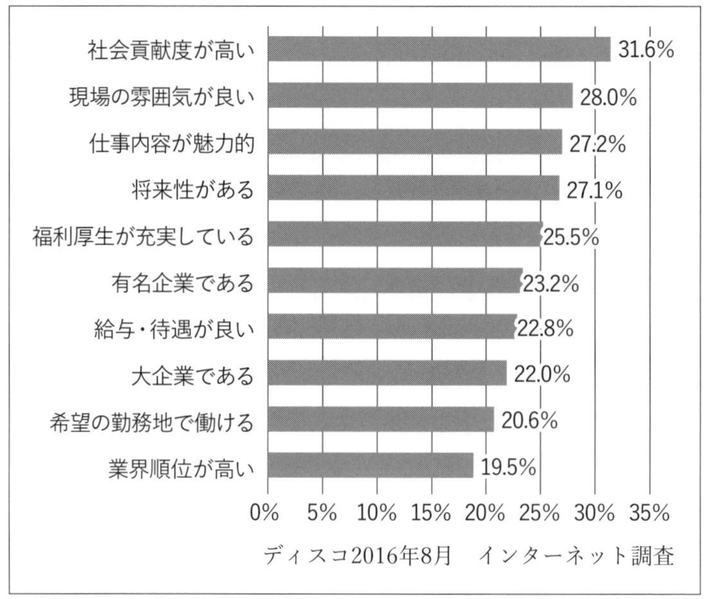

れるか、労働環境の実際はどうか、新人看護師にきちんと教育や指導が行われているか等を観察しています。

すなわち、病院の就職説明会では組織の特徴がメインでアピールされ、実際がつかみにくいのに対し、実習では人間関係や教育の実際を自ら肌で感じられます。ここでも大学生の就職選社理由と類似して、「人」や「専門職としてのやりがい」に注目をしています。当院の採用面接でも志望動機を聞くと、「実習で良い経験ができたから」、「指導者が良かったから」と答える看護学生が多くいます。

そして、新人看護師として採用された後、期待どおりであればモチベーションが上がり、違っていれば下がるわけです。ただ、新人看護師の場合は、現場で求められる能力の高さの違いや、人間関係等のギャップによって生じるリアリティショックが起きやすい状況です。したがってそれらをいかに軽減させるか、という受け入れ側の対応も重要な要素になります。

 マズローの説いた欲求５段階説とは

ここで、かの有名なアメリカの心理学者・アブラハム・マズローの「欲求５段階説」について説明します。

マズローは、人間の欲求は基本的に５つに分けられると述べています。最も基本となるものは「生理的欲求」であり、飲食や休息・睡眠等、生命を維持するうえで必須の欲求です。これがある程度満たされてくると、これだけでは動機づけが困難となり、次の「安全・安定の欲求」が強くなります。危険や経済的な不安から免れたい、安心して暮らしたいという欲求です。

さらなる欲求は「所属と愛の欲求」で、他者と関わりたいという気持ち、安定した人間関係を築きたいという気持ちです。私は、新人看護師が職場の休憩室を自分の居場所として感じるかどうか、そこが大きな山だと考えます。従って、そんな職場がつくれるようにしてほしいと私から看護管理者たちに呼び掛けています

次の段階の欲求は「承認欲求」であり、褒められたい、認められたい、尊敬されたい、自分を価値のある存在と感じたいという欲求です。褒められたことにより、自分の存在そのものに価値があると感じることができます。そして、この欲求が満たされると自信につながります。

私は、褒められることは報酬以上に価値があり、この自信が人の成長を促進するための第一歩であると考えます。すなわち、看護管理者として、「所属と愛の欲求」に対し職場の人間関係を調整し環境を整えること、さらに「承認欲求」を

図２　マズローの欲求５段階説

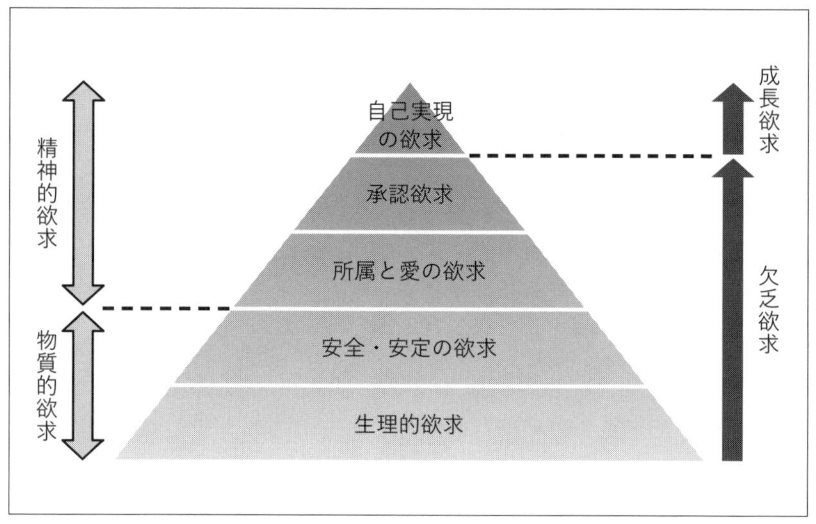

満たすために一人ひとりを認める必要があります。

それらがモチベーションを上げるための、看護管理者の最大の役割となります。また、「生理的欲求」から「承認欲求」までが「欠乏欲求」といわれ、補いたい、満たしたい、として起こる欲求です。

最高次元の欲求は「自己実現の欲求」です。

自分の能力を引き出し創造的活動がしたい、あるべき自分になりたいという欲求です。これは「成長欲求」ともいわれ、満たされれば満たされるほど起こる欲求です。「所属と愛の欲求」から「自己実現の欲求」までは精神的欲求であり、内的に満たされたい欲求となります。

私自身は、今でも何かにチャレンジしたい、成長したいという想いは強くあり、自己実現の欲求は高いと自己分析しています。では、部下に対してどうかを振り返ると、まだまだ承認が不足していると感じています。

承認をするためには、一人ひとりの現況を把握している必要があります。では、現況を掌握するためにはどうしたらよいでしょうか。やはり、双方向のコミュニケーションが重要であると考えます。人から聞いた情報だけで判断するのではなく、本人とコミュニケーションを深め、そこで承認していくことが重要なのです。

やる気を引き出すには双方向のコミュニケーションを

次に、私がお勧めする、リンクアンドモチベーション代表取締役社長・小笹芳央氏の著書『部下のやる気は上司で決まる』（実業之日本刊）を紹介します。2001年に書かれた書籍ですが、タイトルに惹かれ購入しました。「なるほど」とうなずける内容が実に多いのです。

まず、「今後、企業が生き残っていくためには、つまるところ従業員の『やる気』をどれだけ顧客満足の実現に向けられるかにかかっている」と書かれています。当然のことですが、実に核心を突いています。病院であっても同様であり、患者・家族のニーズに応じ、より質の高い医療・看護サービスが提供できるよう、自分自身を高めていきたいというモチベーションの高さが重要です。

その現場のやる気に影響を与えるのは、マネジャー、つまり管理者です。モチベーションの極大化を図る技法がコミュニケーションなのです。皆さんはスタッフと双方向のコミュニケーションが取れていますか？ 「忙しくて時間がない」と答えたくなる人もいるかもしれませんが、部下にとって管理者の言葉はとても大きいのです。

コミュニケーションを深め、スタッフを理解し認めることは、信頼関係を構築するために必須です。一方で、話は聞くけれど人が良いだけでは、スタッフからは頼りにされませ

図3　モチベーションの3つの輪

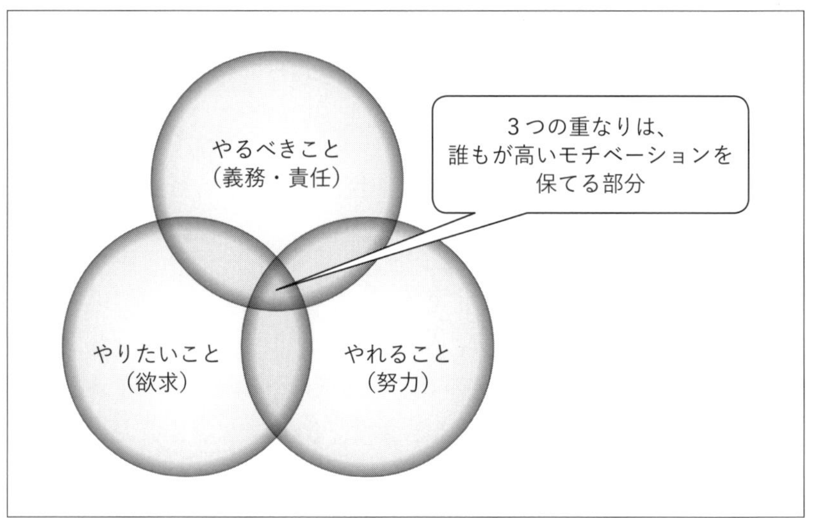

ん。何も行動を起こさない上司では相談しても意味がないと、モチベーションはダウンしてしまうのです。

ではここで、モチベーションを高めるための3つの輪（図3）を説明します。看護管理者がスタッフ一人ひとりと向き合うためには、情報収集機能と提供機能が必要となります。そこで以下の3つに取り組みましょう。

①スタッフのやりたいこと（欲求）を把握する
②スタッフがやるべきこと（義務・責任）を明確にする
③スタッフ自身がやれること（努力を含む）を見極める

この3つを円にしてみて、それぞれの輪が重なり合っている部分は、誰もが高いモチベーションを保てるところです。「スタッフのやりたいこと」は、コミュニケーションなしでは情報を入手できません。ニーズを引き出すことが重要です。また、「スタッフがやるべきこと」に関して意外に明確になっていなかったり、うまく伝えていなかったりする場合も少なくありません。

ただ「頑張って」では、どう頑張ったらよいのか分かりませんから、明確な目標の設定が必要です。

最後に「スタッフ自身がやれること」は、目標達成度の評価と共に承認も必要です。小さなことでもよいのです。できたことを褒めましょう。これらの3つの輪の重なりを最大化することが上司の役割となります。重なりが大きくなれば、権限を委譲することも必要です。

いずれにしても、スタッフ一人ひとりの価値観も思考も能力も異なるわけですから、それらを把握し、個々に対応する看護管理者の仕事は本当に大変ですが、モチベーションが高い組織は、「あの人の下ならやる気が出る」、「あの人に認められたい」と思える管理者がいる組織です。そんな看護管理者になってくださいね！

5. 病院／看護部の方針管理と目標管理

人生いろいろ、管理手法もいろいろ

目標管理の話です。人が人を「管理」するって、何だかとても重い感じですよね。私も人から管理されるのは、あまり好きではありません。

私が主任となり、数年が過ぎた頃のことです。テキパキと指示する上司（師長）と一緒に業務をしながら、芽生えてきた感情がありました。「管理っていろいろな方法があるんだなぁ。

今の師長のような方法も素晴らしいけれど、私にはもうちょっと自由にやらせてほしい。主任という立場で、指示されたことをこなすだけでは物足りない。いろいろな提案をして決めていきたい。自分が考える病棟をつくりたい」。そう思った33歳のときに、師長試験を受け昇進しました。

先導する管理者がいて、レールを敷いてくれて、正しい道に導いてくれる管理は、整備された素晴らしい組織になると思います。

でも、「足し算で2にするための数式イコール1+1」とほぼ答えが決まっているプロセスより、例えば「10点を取るためにどんな方法でもいいからやってみてください」と言われた方がモチベーションが上がり、期待以上の力を出そうとする、私のような者もいるのです。人生いろいろ、管理手法もいろいろなのです。

 目標管理は人材マネジメントのカギ

人事・労務コンサルタントの松田憲二氏は「仕事を遂行するには、踏まなければならない重要な過程があり、その過程を適切に踏むことによって仕事の成果は上がる。それは、目標・方針を明確にする、部下に指令する、実施段階で欠陥が出ないよう統制を行うことである」と述べています。

皆さんの施設にも、理念・方針・ビジョンがあり、看護部は施設が目指している方向に向かって、同じく理念・方針・ビジョンを策定していることと思います。とくに主任・師長というミドルマネジメントの立場は、それらを掌握してスタッフを動かし、統制する役割責任があります。

前述したように、病院組織において最も有効な資源は「人」であるということは述べました。最小で最大の効果を発揮する組織マネジメントを行うには、人のマネジメントがカギとなります。そのためには、「目標管理」によるマネジメントが最大の成果を生むと考えます。

P.F ドラッカーは、「今日必要とされているのは、一人ひとりの強みと責任を最大限に発揮させ、彼らのビジョンと行動に共通の方向性を与え、チームワークを発揮させるためのマネジメントの原理、すなわち一人ひとりの目標と全体の利益を調和させるマネジメントの原理である。これらのことを可能にする唯一のものが、自己管理による目標管理である」と提言しており、自己をマネジメントすることの重要性を述べています。

すなわち、他人をマネジメントする前に、管理者として、まず自分自身のことをマネジメントせよということです。P.F ドラッカーの考えには共感できることが多々あります

し、私自身、P.F ドラッカーの信念を目標にして仕事をしているといっても過言ではありません。「耳が痛い」と感じる管理者の皆さん、大丈夫ですよ。振り返りができている方々は、伸びしろがいっぱいあるということです。

部下に寄り添う目標面接

目標管理をする上で重要なのは、目標面接です。

私は、面接が成功したかどうかのポイントは、面接後に「よし、頑張ろう」という気持ちに相手をさせられるかどうかにあると思っています。まずは、初期の目標設定に当たり、上司はその部下に対して支援する必要があります。ただし、部下の成熟度によっての関わり方は異なります（図 1）。

目標面接では、部下が何を考え、何に悩んでいるのか、どうなりたいと思っているのか、ニーズは何かを引き出し、寄り添うことが大切です。最終的には看護部の方針・目標の要素を加味しながら、面接を進めます。部下の成熟度に合わせて、状況適応型のリーダーシップを発揮する必要があります。

面接の際は、トップダウンではなく、ボトムアップの観点で部下に話をさせることが重要です。部下の話をしっかりと聴こうとする姿勢と情熱は、目標面接を成功に導きます。また、部下の欲求を理解することは、部下の信頼関係にもつながります。部下の能力を鑑み、ストレッチ目標、チャレンジ目標を設定します。日々の忙しい業務の中ではなかなかできないことですから、目標設定を支援し、自らを動機付けられるようにしたいものですね。

計画立案に関わる PDCA を支援する

次に、目標達成に向けての計画立案です。

図１　状況適応型リーダーシップ論（SL 理論）

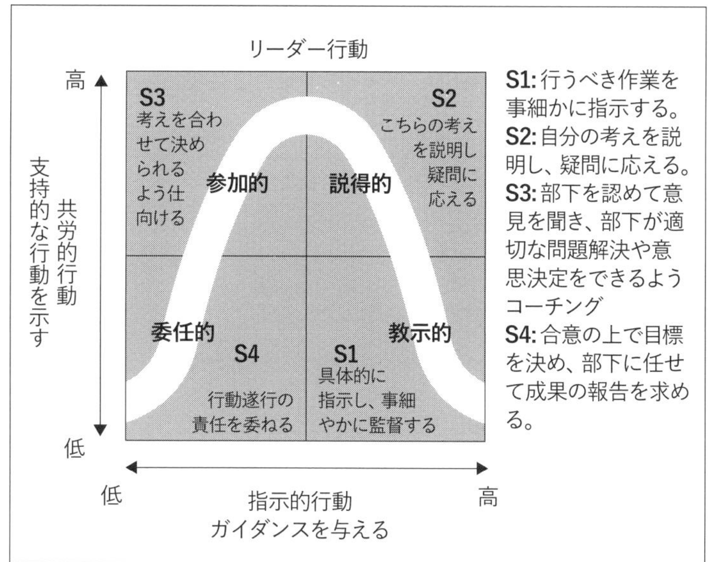

図２　目標と計画の違い

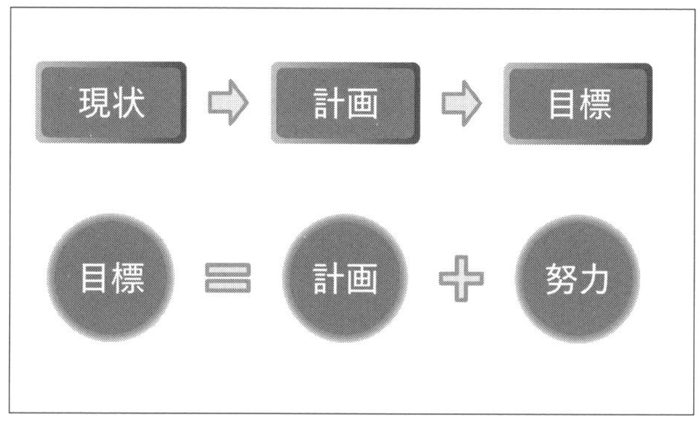

表1　計画の立て方

なぜ	Why	目的の確認
何を	What	することに関して
どこで	Where	場所、設備に関して
いつまでに	When	時間に関して
誰に	Who	人に関して
どのように	How	方法論
どのくらい	How much	費用試算、コスト意識

計画は現状を熟慮し、目標を目指して行動を決めます。管理者の仕事で最も基本的なものとなります。目標は計画を土台にして、最善の努力で到達可能なものです（図2）。

計画は、漏れなくダブりなくするために、5W2Hで立案してもらいます。まずは、計画の意義を管理者であるあなたと部下で共有しましょう（表1）。意義が見いだせずに計画を進めても、成果は期待できません。部下が捉える現状を明らかにし、部下自身が目標を決定し、計画立案を進める際に、計画自体が根拠に基づいているかどうかを確認しましょう。初期面接は最も重要な面接です。

年次計画の立案後は、部下が中間評価、期末評価を行い、それらに関して上司はそれぞれ目標面接で承認したり激励したりしてPDCAサイクルを回す支援をします。目標面接は、結果が伴わなかった場合でもプロセスを加点主義の視点で捉え、チャレンジしたことを褒める評価をしたほうが次の行動へとつながります。

目標達成に向けた連携を

看護管理者として、部下を育てる役割責任と管理業務の負担の大きさから、「自分たちのケアもしてほしい」という想いは当然ありますよね。患者・家族の直接ケアは看護師、その看護師を育成するのは現場の師長や主任、その師長や主任を教育するのは部長の役割です。

病院組織の方針や理念に向かうための目標面接は、看護師一人ひとりの働きがいを高め、意欲を高揚させ、チャレンジ目標に向かっていく組織風土ができれば大成功です。部下が育つかどうかは、能力はもとより、意識が大きく関与します。管理者として自身がやりがいを持ち、生き生きとしていなければ部下への動機づけは難しくなります。

皆さん自身も上司と上手く連携して、目標達成のために努力していただきたいですね。

6. 必要な看護マネジメントとは

これからの管理者にとって大事なテーマであるマネジメントのお話をします。「マネジメント」という言葉から、私が一番に頭に浮かぶのは、何といっても P.F. ドラッカーです。なぜなら「そうそう、ドラッカーの名言は私が考えていることと同じ。すごく共感できる」と、尊敬する偉大な人物だからなのです。

とはいいましても、膨大なドラッカーの著書のうち、私が読んだのはたったの 7 冊です。その 7 冊の中でも、納得できる内容が盛りだくさんに詰まっています。

管理とマネジメントの違い

ちょっと堅い話になりますが、管理とマネジメントについて言葉の意味からとらえてみましょう。

マネジメントは「管理」と訳されていますが、そもそもイコールではないと私は感じています。大辞林（第三版）には、管理は「組織を取りしきったり、施設をよい状態に維持したりすること」と書かれています。すなわち、より良い状態に全体を統制することです。

そして、P.F. ドラッカーのいうマネジメントとは、「第一は、組織に特有の使命、目的を果たすこと。第二は、仕事を通じて働く人たちを生かすこと。第三は、社会の問題について貢献する」とされています。要は、「組織の人たちを生き

図１　経営資源

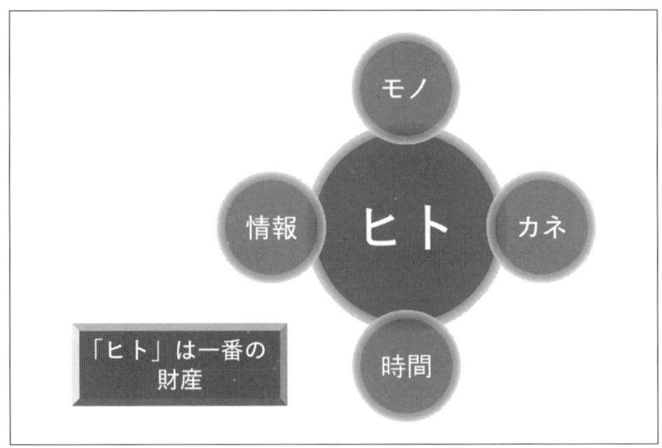

生きとさせ、高度な成果を上げる」ことがマネジメントです。

皆さんは、この両者の言葉の定義あるいは意味をどう感じますか？　私が考える管理とマネジメントの大きな違いは、「ヒト」をどうとらえるかという視点の違いです。

組織の目標のための「管理」はヒトを統制することを意味し、「マネジメント」はヒトを活かすという可能性も含めていることから、そもそも結果の質も違ってくるのかもしれません。

従って、組織や職場の目標を達成するためにヒト・モノ・カネ・時間・情報などの経営資源を効果的・経済的に活用する中では、経営資源の中でもヒトが一番重要であり、財産だと思います（図１）。マネジメントの根幹は、ヒトをとおして仕事の成果を上げることにあるからです。

P.F ドラッカーは、「われわれが利用できる資源の中で、成長と発展を期待できるものは人間だけである」と述べています。

一方で、ヒトに関してはマネジメントによる可変性が大き

図２　経営管理者の仕事とは

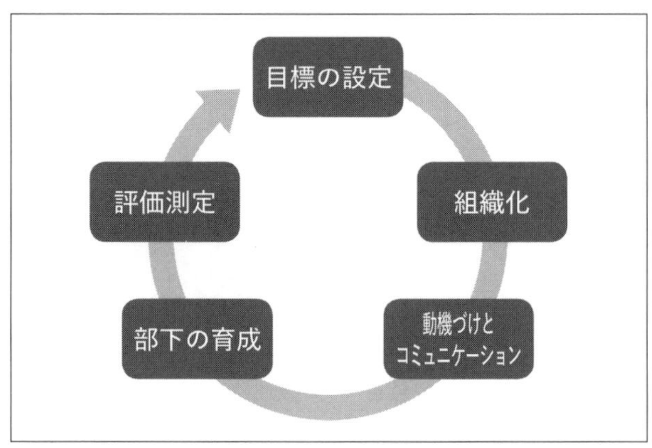

く、頭数ではなく、人材の質や意欲、行動がマネジメントの成果にもつながると考えます。P.F ドラッカーは、図２に示すように、経営管理者の仕事に、目標の設定、組織化、動機づけとコミュニケーション、部下の育成、評価測定を挙げています。この５つの要素は、経営管理者に限らず、管理業務に当たる全ての者の仕事であると思います。

看護管理者に求められるマネジメント

では管理という広義の言葉から、看護管理について触れます。看護管理学の研究者であるギリーズ（Gillies, D. A）は、「患者にケア、治療、そして安楽を与えるための看護スタッフメンバーによる仕事の過程」と看護管理を定義しています。また、看護管理者の仕事は「最も有効で可能なケアを患者およびその家族の人々に与えるために、計画し、組織化し、指示を与え、そして入手できる財政的・物質的・人的資源を統制すること」と述べています。

統制とは、「ばらばらになっているものを１つにまとめて治めること。心身の動きを意図的に１つにまとめあげること」を示します。私は強いていえば「統制」という言葉は、あまり好きではありません。特に“人的資源の統制”イコール強制的に人をまとめあげるように聞こえます。

人間は個人個人で能力も性格も違い、同じことを言えば同じように働くとは限りません。能力が高い人も低い人も、やる気がある人もない人もいます。そんな人たちを全て含めて、まずは一人ひとりと向かい合うことが重要であると考えます。その一人ひとりを理解した上で人材リソースを駆使して業務に当たることが求められるのが、看護管理者、マネジャーの本来の姿です。

課題解決の委員会から役割を果たすナース会へ

2009（平成21）年、看護部長に就任した際には、看護部では専門知識を重ねながら役割を果たす委員会が数少なく、感染リンクナース以外は検討課題を中心とする委員会がほとんどでした。

感染管理者を確立させた時のように、「リンクナースのような組織を増やしたい、専門職として看護師が成長できるような委員会にしたい」という想いから、堅苦しい委員会という表現をやめ、2014（平成26）年に新たに9つの「ナース会」として発足しました。

ナース会の目的は、専門分野における人材育成とナース会のナースそれぞれが知識やスキルを活かして、各部署へ浸透を図り、看護の質を向上させることにあります。

当初は、①記録ナース会、②（感染）リンクナース会、③（医療安全）ハッとナース会、④クリニカルパスナース会、⑤呼吸ケアナース会、⑥スキンケアナース会、⑦糖尿病ナース会、⑧退院支援ナース会、⑨がん看護ナース会、として各

図３　2017 年度 ナース会

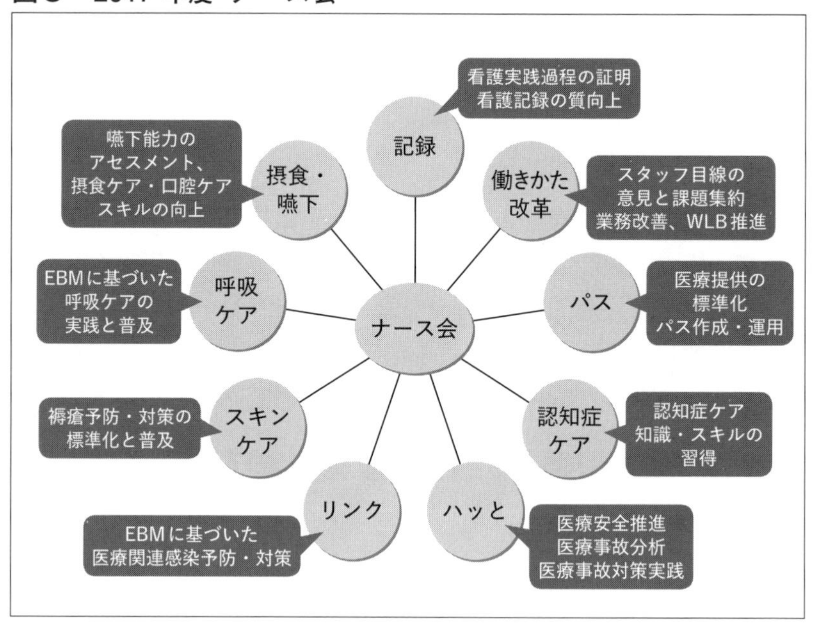

部署から１人の看護師を選出し組織化しました。

2017（平成 29）年度からほぼ目的を達成しつつあるナース会、または姿を変えたほうが成果を生むと考えた⑦～⑨のナース会を廃止し、これからさらに必要とされる３つのナース会を増やし、図３のように改定しました。

ナース会は、師長を委員長として組織運営をし、認定看護師がアドバイザーとして教育に当たる仕組みですが、ナース会全体は副看護部長が統制します。委員長の役割は、その専門分野を得意とする師長が務めます。このナース会で重要なことは目標管理です。各ナース会は年間目標と行動計画を３月に立案して、私と副看護部長でヒアリングし、追加修正をして計画に合意します。

４月には各ナースが自部署の課題を整理し、部署で行う個人目標と行動計画を立案します。また、他の部署の看護師の計画・実践の進捗状況は各ナース会で情報を共有し、自部署に活かします。

翌年1月には実践のまとめと評価をして、パワーポイントを用いて一人ひとりが実践報告をします。そのうち一番評価が高かったナースは、看護部全体研修会で発表するという仕組みです。

スタッフは忙しい業務の中、役割遂行のため必死に頑張ります。まさしく、P.F. ドラッカーのいう「一人ひとりの目標と共同の利益を調和させるマネジメントの原理」です。

一方で、「やらされ感」がぬぐえないスタッフも少なからずいるとは思います。

P.F ドラッカーも「マネジメントが直面する課題は、働く人たちの意欲を知り、彼らを参画させ、彼らの働きたいという欲求を引き出すことにある」と述べています。やらされ感はあってもスタッフの努力がいつかは成長へと結びつき、現場の看護の質を向上させる手段として花開くものと信じ、PDCA を回すこのマネジメントを継続したいと思います。

皆さんも、さまざまなマネジメントを求められていることでしょう。看護管理者は時に立ち止まり、振り返ってみることも必要ですが、振り返ることだけでは組織活性化につながりません。P.F ドラッカーは、「そもそも自らをマネジメントできないものが、部下や同僚をマネジメントできるはずがない。マネジメントは模範となることによって行うものである」と述べています。

成果を上げることは、自身にとって自己実現の前提となります。ぜひとも看護管理者の皆さんには、目標達成に向け、先見性を持って戦略を立て実践し、リーダーシップを発揮できるような、アグレッシブさを持つことを期待しています。

7. 業務改善、変革への挑戦!!

自部署における課題をどう捉えるか

「業務改善、変革への挑戦」というテーマについて、どう感じますか？　私は、ワクワク、ドキドキ、やる気満々になる自分を感じます。「何かを変えたい」と思うとき、どんな困難でも乗り越えたくなる自分がいます。

もちろん、私のような人ばかりではなく、逆に目の前に立ちはだかる課題や壁に悩む人、落ち込む人も多いですよね。

さて、同じ課題に遭遇したと仮定したとき、「課題を克服するために前に進もうとする人」と「できれば避けて通りたいと思う人」の違いは何なのでしょうか。私は、考え方1つだと思っています。いわゆる“ポジティブシンキング”ができるかどうかです。プラス思考は行動力ともなります。

一方で、深い思考ができる人ほど、予測されるリスクや人の評価に敏感になったり、不安に陥ったりして、行動に移すことを過剰に恐れてしまう傾向にあります。経営コンサルタントであり、『具体と抽象』（kindle 版）など多数の著書を発刊している細谷功氏は、「考えるとは疑ってかかること」であり、「絶対に正しい、間違い」は存在しないと述べています。また、自分の頭で考えることの重要性を図1のように要約しています。

その現状に満足しているのなら、課題を乗り越えなくても

図1　自分の頭で考えることが重要

世界が変わって見える	・認識レベルが劇的に変化 ・スタート地点が一緒だった二者を分けたのは、「考えた」かどうか
「先が読める」ようになる	・知識や経験は、過去の集大成 ・考えることは過去から未来への類推を可能にする
「自由に」なれる	・どんなに制約されようとしても、頭の中には自由。つまりこれが考えること。 ・自由な構想が制約を取り払う第一歩。
仕事や勉強、人生が楽しくなる	・考えることにはデメリットもある。しかし最終的には自分の幸せにつながる。

細谷功著「考える練習帳」

今のままでよいでしょう。しかし、現状を変えたいのであれば、一歩踏み出すという行動する以外に道はありません。

BSCで病院を変えられると直感

それでは、私が信念を持って変革に挑んだ過去のお話をしましょう。

当院で2009年に導入したバランスト・スコアカード（以下、BSC）について触れたいと思います。

当院は1935年、農山村住民により「自らの健康と命を守ろう」をスローガンとして開設された厚生連病院です。栃木県西部に位置する、人口約10万人の二次保健医療圏の基幹病院となっています。病床数は352床、うち地域包括ケア病棟48床、精神科病棟50床、緩和ケア病床7床を有しています。一般病床の入院基本料は急性期一般入院料1、平均在院日数は14日、平均病床稼働率は85％、地域包括ケア病棟の稼働率は102％となっています（2019年8月時点）。

この数字だけを見ると、非常に機能している病院と感じられるかも知れません。しかし、この道のりにはそれなりの努力がありました。

BSCの導入を決定するまでは、組織として目的を達成するために、職員がみな同じ方向を向いているとは決していえませんでした。病院のミッションはあるものの、ビジョンは明確ではなく、当然のように職員には目指す姿も何も浸透していませんでした。

つまり、組織が一丸となって目標に進むという、組織風土が醸成されていなかったのです。社会情勢、医療情勢が日々変化していく中、年々、外来・入院患者数が減少していることから、私は「これでよいのだろうか」と病院経営に危機感を感じていたのは2004年ごろの師長時代でした。そんな折、私は看護管理研修でBSCのツールに出会い、「これだ‼ BSCで病院を変えられる」と直感しました。

当時は病院の将来像が明確に描かれておらず、また職員同士で「病院の在るべき姿」について話し合う場もありませんでした。したがって、その仕組みとしてBSCが活用できると考えました。組織は複数の人が集まり、目的達成のために力を出す場です。つまり、個々の力を合わせた以上の力を発揮できるのも組織の特徴であり、職員がお互いに助け合い、協働する場であるためにBSCを1つの手段にしたかったのです。

プロ棋士の羽生善治氏は、「直観力とは、論理的思考が瞬時に行われるようなもの」と、著書『直観力』(PHP新書刊)で述べています。「もがき、努力したすべての経験をいわば土壌として、そこからある瞬間、生み出されるものが直感なのだ。それがほとんど無意識に行われると、直観が板についてきたといえるだろう」、そして「湧き出た直感を信じることが、初めて有効なものになる」とも書いています。現在の私は、トップリーダーに備わるべきこの直観力を大事にしています。

事務部長を巻き込みBSC導入につなげる

BSCを院内に導入するに当たり、当時の事務部長に相談しましたが、「そんなわけが分からないものには手を出せない」と断られました。考えてみれば、当時は私自身がBSCを理解できていませんでしたから、十分な説明もできず、至極当然のことです。

しかし、私はあきらめませんでした。まずは自分から勉強し、身に付けることを第一に考え、あるセミナー会社にメールをしました。その返信にびっくり、何とセミナーよりも先に、(社)日本医療バランスト・スコアカード研究学会の会長を紹介していただくことになったのです。

ピンチはチャンスです。そうなればしめたもの。事務部長を巻き込もうと考えました。「人は、本物に触れれば心が動かされるもの」と直感したからです。早速2人で同研究学会の会長を訪問し、BSCとは何かをご教示いただいたことが、当院のBSC導入決定につながりました。

2人の思いを病院長に伝え、賛同を得られました。それからの私は「BSCのツールを用いて病院を変える」、「職員が1つになる」という目標に向かい、戦略を立案して活動を開始しました。

「BSC作成合宿」が動機づけに

最も重要なのは病院トップのぶれないリーダーシップ、次に伝道師となるコアメンバー(委員会)の推進力、そして中間管理者がBSCの意義を理解しPDCAを回すことです。

主任・師長である中間管理者はBSCの計画と実践の中心となります。そこで、BSCを導入し成功させるための戦略として、病院管理者と中間管理者（主任・係長以上）の「BSC作成合宿」を企画。那須高原のホテルを利用し実践しました。

ある職員は「幽閉されたみたい」と冗談を言いつつも、90人を超える参加者が当院について話し合う機会となり、想像以上の成果がありました。特に、他部門の職員との交流は、意外と知らない情報や考えに触れ、感銘を覚えました。

BSC専門家11人のファシリテーションを直接受けながらの研修は、多くの職員が達成感を得ることができ、その翌日曜日には、合宿に参加されなかった当時の病院幹部も集め、私が講義をさせていただいた後に、当院のBSC戦略マップを作成しました。中間管理者と病院幹部をつなぐ役割を担ったわけですが、決して苦労をしたとは思っていません。むしろ、熱い情熱のままやりたいことができた達成感を覚えました。

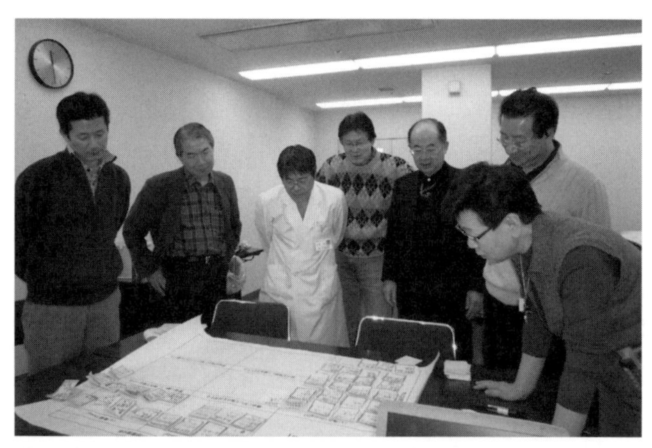

病院幹部によるBSC戦略マップ作成（休日）

BSCの導入から11年、何とか継続しています。現在では、各部門・部署・委員会・チーム等、33部署で展開を重ね、年度末には発表会を行い、優秀な部署は表彰し、賞金も出る仕組みを作りました。また毎年、日本医療バランスト・スコアカード研究学会・学術総会に演題発表し、最近では優秀演題にも選出されています。

BSCの展開には時間と努力を要しますが、「継続は力なり」と痛感しています。人は、「目標」が魅力的であればあるほど、組織への貢献に対するモチベーションが発揮されます。また、その目標が達成されることにより、さらにモチベーションは上がると確信し、人材育成と連動したBSCを展開していきたいと考えています。

クルト・レヴィンの変革理論

さて、ここで事例から変革理論を当てはめてみましょう。変革理論を述べた学者のうち、私の大好きな理論は、社会心理学の父と呼ばれるクルト・レヴィンの3段階からなる変革マネジメントモデルです。3段階のプロセスとは、(1)解凍、(2)変革、(3)再凍結であり、それぞれ以下のような段階を意味しています。

(1)解凍

従来からの日常行動、システム、伝統等に慣れた組織の構成員に対して新たな変化の必要性を理解させます。

つまり均衡状態を崩し、従来のやり方から決別させ、新たな変化に向けての準備をさせる段階となります。

この解凍の段階は、まさにBSC作成合宿に当たります。行動を起こすための動機づけ、意識改革の場となりました。人は変わることに必ず抵抗があります。変化のために意識改革をすることは重要です。

⑵変革

組織の構成員に対して、新しい行動基準や考え方を学習させる段階です。

BSC 運用は、管理者の理解のみでは回りませんので、毎年、職員研修会を行いながら継続していることが変革の要素となっています。目標はあっても、継続していくためには強いリーダーシップを必要とします。

⑶再凍結

導入した新しい変革を、組織構成員に定着化・慣習化する段階となります。

再凍結においては、新しい行動基準や考え方を定着させるために、絶えず新しい行動や考え方を強化、奨励する環境をつくることなどが重要と考えられています。

当院では、まずは5カ年継続を大きな目標としていましたが、今では「早くスコアカードつくらなくちゃ」という声が聞こえてくるなど、やっと定着してきました。それぞれの部署のレベルも上がっています。

ただ、課題はあります。部署によって温度差があること、「やらされ感」はゼロというわけではありません。ですが目標は、「地域に必要な病院を存続させること、地域にとって働く職員にとって魅力のある病院であること」ですから、このまま BSC を継続していく必要があります。

人は納得しないと行動を起こさない

皆さんの施設、あるいは部署においても、「このままじゃいけない、変えなくちゃ」と思うことは多々あるかと思います。どんな小さいことでも、この変革理論を用いるとよいでしょう。ここで、変革をする際の支持を得る方法を図2に示します。

図2　変革をする際、スタッフの支持を得る方法

1. スタッフを変化の計画の段階から参加させる
2. 正確な情報を提供する
3. スタッフの反論する機会を与える
4. 部署の規範や習慣を常に考慮する
5. 必要な変化にとどめる

人は納得しないと行動を起こしません。

納得しないままの指示受け行動は、単なる作業にしかなりませんし、それ以上のことは望めません。

納得して行動した場合との作業の質も違ってきます。専門職として働く以上、高いモチベーションを維持しつつ働きたい気持ちは誰にでもあるはずです。スタッフに対して、そうあり続けられる看護管理者になってください。

応援しています。

8. 交渉力をグンと伸ばそう！

私の大好きな交渉の話です。人が「この交渉は難しい」、「何もできない」と嘆くようであれば、私の出番！　困難のときこそ克服に燃えてしまう自分がいます。以前から交渉が大好きだったこともあり、交渉の原点や理論を学んで、皆さんにお話しすることができればと思い、2012年に日本交渉協会認定交渉アナリスト１級を取得しました。僭越ながら、医療界で１級を取得したのは私が初めてです。現在、全国あちこちで講義をさせていただいていますが、中には交渉について興味を持ち、交渉力、対話力を深めたいと門戸を叩く方が増えているとお聞きし、うれしい限りです。

交渉に必要な能力とは

話し上手の人は交渉もうまいと思うかも知れませんが、いくら人間性が良くても、コミュニケーション能力が高くても、頭の回転が速くても、それだけでは必ずしも交渉が成立するものではないのです。

インターネットサイトに「仕事ができる人」という内容があり、共感できる部分がありましたので一部を掲載します。「仕事のできる人は３タイプに分けられる。ひとりの人間が万事に通じるのは難しい。得意なこともあれば、苦手なこともあるのが人間だからだ。したがって、世で活躍している『仕事ができる人』たちも、完全な超人ではないし、それぞ

図1　仕事ができる人の３つのタイプ

交渉力がある人

・コミュニケーション能力
・心理学、法律、経営に関する知識

創造力がある人

・職種ごとの過去事例の知識
・職種ごとの実務能力
・幅広い発想力
・地道な具現化能力

統率力がある人

・問題解決能力
・自己管理能力
・ストレスコントロール力
・チームの管理能力
・目的に向かう集中力

れが得手不得手のあるひとりの人間に過ぎない」と書かれ、仕事のできるタイプには３つ、①交渉力のある人、②創造力のある人、③統率力のある人、と説明しています。

この３つのタイプを総合的に持ち合わせるとすると、現状を踏まえた上で問題解決に必要なものをゼロから生み出す創造力、目標へのプロセスとして高い交渉力を持って協力・連携体制を構築し、統率力・集中力を持ってチームの指針となり、より精度の高い仕事を成すということになります。

すなわち、コミュニケーション力は人間関係づくりには必須ですが、目標に向かって成果を出すには、さまざまな情報からの課題認識力、分析力、判断力、行動力、統率力等の能力を必要とすることになります。しかし、１人でできることには限界があり、やはり組織としての目標に向かうためには「ヒト」と「ヒト」をつなぐ交渉力が必須ですね。

図２　課題解決交渉に必要な能力

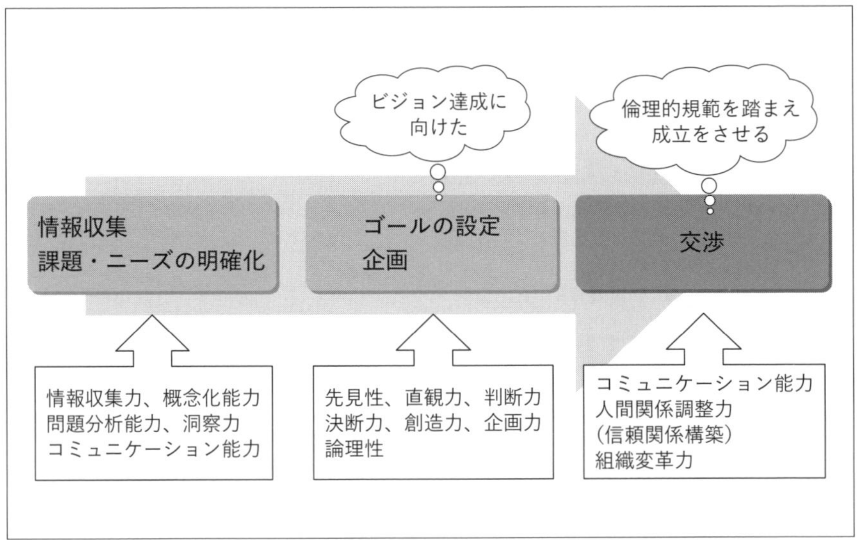

「交渉力」は、言葉では短く単純ですが、私は非常に多くの能力を必要としていると思います。交渉に至るまでどのような能力が必要なのか、私なりに図２に整理してみました。

もちろん、このほかにも必要とされる能力はあるでしょう。しかし能力のみに頼るのではなく、交渉を行う上で重要なのは事前準備とされています。すなわち、交渉がうまくいくかどうかは「準備８割」といわれています。交渉は相手がいて初めて成り立つものですから、とても奥が深いものです。

交渉は双方のコミュニケーションから

では、「交渉とは何か」という原点を述べたいと思います。交渉の最低条件として、２人以上の人間の存在が必要となります。そこで問題や課題が生じたときに、話し合いによって解決する方法を交渉といいます。交渉という言葉を聞くと、「自分の主張を押しとおすこと、あるいは説得し言い負かすこと」と感じる方も多いのではないでしょうか。また「交渉力」、「交渉術」という言葉から、経済的・政治的・心理的な圧力のイメージが浮かぶかもしれません。それらは全くの誤解です。お互いが気持ちの良い合意を形成するための手段が「交渉」です。

交渉とは本来、「合意形成を前提とした、双方向のコミュニケーション」といえます。つまり、交渉は勝ち負けではなく、「自分と相手方の価値交換に関する合意を導き出すためのプロセス」と定義され、このプロセスの結果、交換される価値がお互いに重要度の高いものほど満足度が高い交渉になります。従って、少し堅い言い方ですが、「双方があるべき姿を共同で協議し、自分と相手方の双方が満足できる着地点を見いだして価値創造を行い、問題や課題を解決させる能力」が交渉力です。交渉に当たっての姿勢は「倫理」が重要であり、双方の理性、誠実さ、そして熱意が正しい方向に導く源になります。

ハーバード流交渉術の４つの基本点

双方にとって満足のいく交渉論を初めて唱えたのは、ウィリアム・G.ユーリーの『ハーバード流“No”と言わせない交渉術』（三笠書房刊）です。ハーバード流交渉術は、非常に合理的なロジックの交渉術です。交渉相手を打ち負かす交渉でなく、相手を納得させ、交渉が終わった後、両者が満足する結果を得ることを最大の目標としています。

相手に屈服感、敗北感を与えないで、自分の利益を獲得し、目的を実現するための方法論であり、ビジネス、政治、外交の場等、さまざまな場面で非常に有効な方法論です。原則立脚型交渉といわれるハーバード流交渉術では、４つの基

図３　原則立脚型交渉の基本点

人	●人と問題を分離せよ
利害	●立場ではなく利害に焦点を当てよ
選択肢	●相互に利益になる多くの選択肢を考え出せ
基準	●結果はあくまでも客観的基準によるべきことを強調せよ

本点を取り上げています（図３）。

まず第１点は、「人と問題を分離せよ」ということです。人間関係に何らかのコミュニケーショントラブルが生じた場合、人は問題そのものよりも「相手が悪い」と人に問題をすり替えてしまうことが少なくありません。

私の周りでもよく起きている現象です。当事者は感情的となり、問題の核心からズレていることに気づかない場合も多いため、「ところで問題は何？」と問い掛けることにしています。一方で私自身が当事者になると、意外と冷静に考えられない自分がいるのも事実です。人はやはり感情のある生き物ですから、感情には感情でぶつかってしまうことがあるとは思いますが、人と問題を分離できるよう努めることが交渉の基本です。

第２点目は、「立場ではなく利害に焦点を合わせよ」です。立場とは望む結論や主張であり、利害とは主張の背景にある理由です。「主張」という言動には、何らかの理由があり、その理由を理解することで納得し、対応できることもあるのです。

皆さんは相手の意見が納得のいくような内容でない場合、「私の考えと違う。その意見はおかしいと思う」とその場でそのまま受け止めてしまう場面がありませんか？　意見には必ず理由があります。なぜそう考えるかを掘り下げ、理由が分かれば理解できることもあるはずです。

第３の基本点は、合意達成を急ぐ前に「双方に有利な多くの選択肢を出せ」ということです。正しい解決策はただ１つしかないと思い込まないようにしましょう。双方に共通の利益は何か、相反する立場を創造的に調整できるような解決策をできるだけ多く考え出すことが重要となります。

最後の第４の基本点ですが、「客観的基準を強調せよ」です。当事者同士の都合による基準ではなく、公平な基準によって結論を出すことが解決に導く手段となります。

相手が人間であるからこそ、良好な信頼関係の構築と継続性が重要です。組織の一員、そして管理者であるなら、欠かせない要件です。そのためにも交渉による合意形成はつきものとなり、信頼関係こそがその後の交渉を容易にさせる近道となります。関係性が築けない中での交渉は、非常に難しくなります。

皆さんの職場を振り返ってみてください。信頼できる人間から根拠ある指示があった際には納得して行動しますが、いくら素晴らしい提案でも日ごろから信頼できない人間と感じていれば、「また口先でものを言っている」と判断し、賛同できないこともあるのではないでしょうか。そうなんです。相手との人間関係の良し悪しは、交渉の結果に大きく表れるのです。

図４　交渉の準備と手順

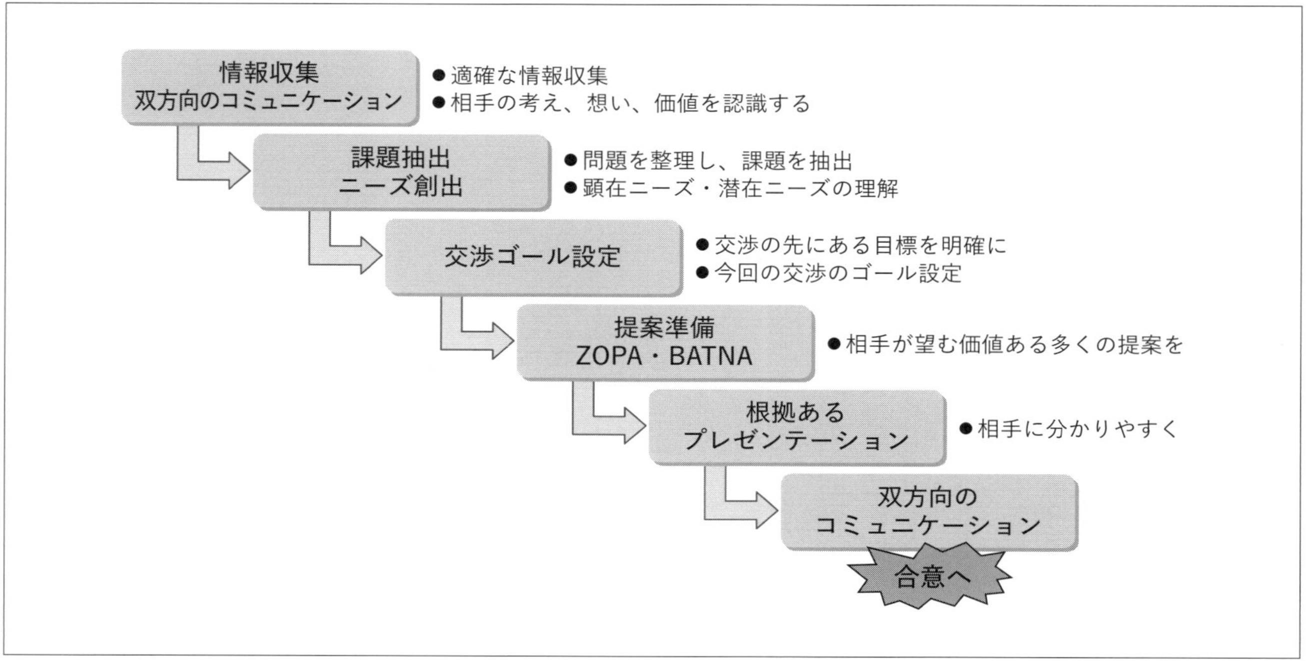

情報収集
双方向のコミュニケーション
●適確な情報収集
●相手の考え、想い、価値を認識する

課題抽出
ニーズ創出
●問題を整理し、課題を抽出
●顕在ニーズ・潜在ニーズの理解

交渉ゴール設定
●交渉の先にある目標を明確に
●今回の交渉のゴール設定

提案準備
ZOPA・BATNA
●相手が望む価値ある多くの提案を

根拠ある
プレゼンテーション
●相手に分かりやすく

双方向の
コミュニケーション

合意へ

交渉の準備と手順

前述しましたが、交渉を行う上で重要なのは事前準備であり、交渉がうまくいくかどうかは「準備８割」といわれています。交渉が困難であればあるほど、綿密な準備が必要となってきます。

交渉成立のためには、必要な情報を収集・活用し、交渉すべき問題点を明らかにする必要があります。そもそも問題の本質は何か、解決できる問題なのか、誰と交渉すれば解決できるのかを明確にする必要があります。交渉の準備と手順を図４にまとめました。

交渉の第１段階は正確な情報収集から始まります。交渉における情報収集の目的は、大きく２つあります。

１つは交渉相手と友好関係を築くこと、２つ目は交渉相手との心理的距離感を縮めることです。まずは交渉の土台に着く前に、問題の本質はどこから来ているのかを知ることが重要です。情報収集による現状認識ができたら、それらの情報を分析、検討した上で、自分が目指す目標と合意点に交渉を導くためのシナリオを立案します。このシナリオは、交渉が困難なほど、緻密なものが要求されます。

第２段階では問題点を明確化すると同時に、お互いの真のニーズは何なのかをも明確化する必要があります。お互いが、本来持っているニーズに気づいていない場合もあります。

従って、自分が交渉しようとする提案が、相手にとってどういう意味なのかを見極め、また同時に、相手が持っている本来のニーズに合わせて、潜在的なものも含めて理解する必要があります。ニーズ開発をする際に前提として理解すべきなのは、「価値を感じるのは自分ではなく相手である」ということです。

交渉とは相手との間で「価値の交換に関する合意」を導き出すプロセスです。「価値ポジショニング」とは、提供可能な「価値」を相手の立場に立って洗い出すこと、相手が提供可能な「価値」を自分の立場から洗い出し整理する作業をいいます。

価値には多面性があることから、相手の潜在ニーズに対し、自分が持つ何らかの価値で満たすことができるかを検討します。困っているときに手が差し伸べられれば、満足度の高い交渉となります。

まだ関係が浅い人との交渉は、「自分が相手に求めることは、まず自分から相手に与えること」が信頼関係を築くためのコツとなります。

第３段階では、当初からある交渉の先にある最終目標を再確認します。そして、今回の交渉ゴールを設定します。ゴール設定とは、交渉でどこまでを実現したいかという着地点です。交渉はあくまでも手段ですので、その先にあるゴール設定は重要です。

第４段階では、相手のニーズ、関心事項に基づいて多くの提案を作成します。この提案とは、自分が望む結果の範囲であり、かつ相手が望む価値のエリアということになります。この範囲を「ZOPA」(Zone of Possible Agreement) といいます。いわゆるストライクゾーンです。このストライクゾーンが広ければ広いほど、交渉が成立する可能性が高くなります。

１つしかない提案であると、イエスかノーという半分の確率となってしまいます。また、合意に至らない場合に準備しておく必要があるのは、代替案です。このうち、最も相手の価値に近い最善の代替案を「BATNA」(Best Altemative

To a Negotiated Agreement）といいます。BATNA の準備は強力な武器になります。

ここまで準備が済んでいれば、あとは自分の伝えたいことを相手にいかに分かりやすくプレゼンテーションするか、ということになります。もちろん、根拠を伴う必要があります。自分の持つ交渉力を最大限に発揮し、双方に成果が出るように努力を惜しまないことです。また、交渉においてのコミュニケーションは、一方通行ではなく、双方が話し、聞くという形の双方向でなければなりません。

■

看護管理者は交渉力に磨きをかける必要があります。磨きがかかるほど、人間関係も円滑になり、組織目標達成に貢献できると確信しています。

9. 医師や他職種、部下との交渉の秘訣！

医師や他職種、そして部下との現場での生々しい話に触れることになります。前項では交渉の総論について話をしましたが、医療現場において、コミュニケーションや交渉が常にうまくできているとは限らないと思います。

全国各地で講義・講演の際、参加者の皆さんから聞こえてくるのは、どの職場でも人間関係に苦悩されており、グループワークでの情報共有で話が弾んでいる現状です。

昨年、JICA（独立行政法人国際協力機構）の看護管理者研修でネゴシエーションの講義をしていたときのこと、東南アジア諸国の受講者たちからも「医者だけは特別。威張っている。他の職種とはうまくいっているのに、医者だけはだめ」と口をそろえて言っていました。

私の職場でも他人事ではなく、毎日といってよいほど何らかのコンフリクトに遭遇します。

皆さんも、そのような対応に追われているのではないでしょうか。看護管理者はいつも尻ぬぐいの役割をしている、と肩を落としている姿も想像できます。そうなんです、コンフリクトが起きるのは、ほんの些細なことでも、またほんの一瞬でも起きてしまうのですが、その対処には何倍もの時間と心的疲労が伴います。

図1　時間管理のマトリックス

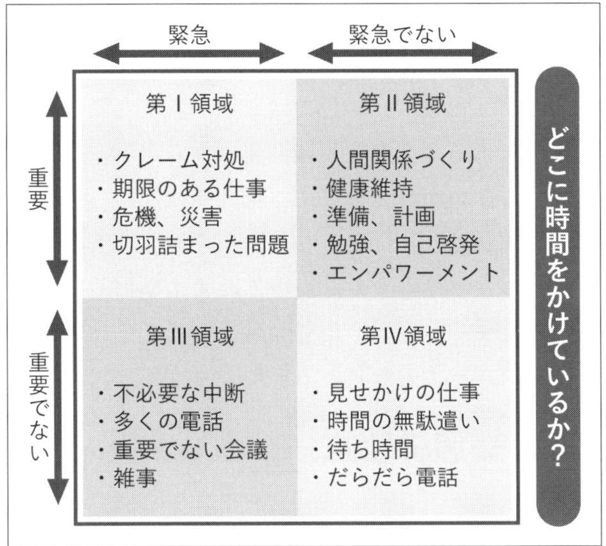

緊急ではないが、重要なことに集中するために

ここで『7つの習慣』で知られる、スティーブン・R・コヴィー博士の「時間管理のマトリックス」（図1）についてお話しします。

このマトリックスは人の時間の過ごし方の分類であり、4つに分類されます。活動を定義する2つの軸は、緊急度と重要度になります。第Ⅰ領域は、緊急かつ重要な領域です。コンフリクトやクレーム対応はこの領域に入ります。コヴィー博士は、「多くの人は第Ⅰ領域の活動に溺れてしまっている。危機対応や締め切りにも追われる日々を過ごしているのである。第Ⅰ領域に集中している限りその面積は拡大し、やがては生活が圧倒されることになり、問題に振り回されやがては疲れ果ててしまう」と述べています。第Ⅲ領域は、緊急だが重要でないこと、第Ⅳ領域は緊急でもなく重要でもない領域です。

残された第Ⅱ領域は、緊急ではないが重要なことです。コヴィー博士によると、第Ⅱ領域に集中することが効果的な自己管理になるといわれています。第Ⅱ領域を行っていれば、第Ⅰ領域の問題は徐々になくなる、すなわち、人間関係が良好になり、コンフリクトやクレームにまで発展しないということになります。従って、第Ⅱ領域を極めるには、対話や協調的な交渉の在り方がポイントとなります。

医師との交渉の仕方

医師の特性から以下のようなコンフリクトが起きる場合があります。

- 医師は、組織全体目標よりも個人目標を優先するため、病院の目標に向かうための業務を看護師から依頼しても動かない。
- 医師の要求は病院幹部に承認を得られるが、看護師の要求はなかなか通らない。
- 医師は自分が決めないと気がすまない。看護師が情報提供や提案しても、聞く耳を持たない。
- 医師は自分の思うようにならないと、看護師だけではなく患者さんにも横柄になる。
- 医師は何をするにも自己中心、自分が一番。他の医師のことを陰で指摘するが、面と向かっては言わない。一方で看護師のことは上から目線でうるさく言う。

もちろん、これらは一部の医師ではありますが、看護師はかなり自尊心が傷つけられ、萎縮し、パートナーシップとは程遠くなっている例も少なくありません。

医師という職業の特性として、3つの特性がインターネットサイトに載っていましたので紹介します。

1つ目は、「協調性・社会性の欠如」です。ここでは、「自分自身で治療方針を決定する権利（裁量権）があり、職場においては他の職種に対して指導的な立場に立つことが多い。逆に言えば常に決断を求められる立場にある。医師として勤務する20代半ばよりそうした環境に置かれると、その方向性が正しいかどうかは別として、自分なりの仕事に対する考え方や姿勢が確立し、次第にそれ以外のやり方を受け付けにくくなり、医師として経験を積めば積むほどこの傾向が強くなる。

そのため医師が集まっても意見が一致しないことが多い。表向き同意しても腹の底では自分が正しいと思っている。また他の職種、たとえば看護師や技師に対しては上からものを言う傾向が見られる」と書かれていました。

「うんうん」「そうそう」ですが、一方でそれだけ医師にしかできない独占業務があるということです。最終責任を負っている偉大な存在、そして医療に関して頼らなければならない存在でもあるのです。

2つ目は「勤勉」であり、3つ目は「義務感と自尊心」です。精神的・肉体的ストレスを抱えながらもそのような精神が高い医師は、医師としてすぐれた人格者ということになります。

近年、多職種連携によるチーム医療が非常に重要となり、協調と連携が以前にも増して重要となっています。医療は医師がいなければ成り立たないのです。中にはコミュニケーションが取りにくい医師もいるかも知れませんが、逆に医師も、話が通じない看護師に苛立ちを感じているかも知れません。

質の高い医療を患者さんに提供するためには、信頼関係が原点になると思っています。事実、データ、証拠、根拠を常に求めてくるのが医師です。加えて、単なる情報やデータの提示ではなく、看護の専門職として、自分の意見はどうなのかを明らかにした上で交渉に臨まないと、医師は納得しません。すなわち、根拠や説明に納得しないと医師は動かないのです。

それに応えられるような看護師を育成する必要があり、さらに看護管理者としての管理能力も問われるのです。感情的になるのではなく、医師が求めるニーズを把握することが最も重要であり、看護の専門職として患者の情報を提供し、対等な対話ができるよう学習を重ねるべきです。

他職種との交渉の仕方

他職種との部門間コンフリクトも少なくありません。

そもそも、どのような組織でも自己利益を優先するため、セクショナリズムが生じます。看護部内でも多忙を理由に他部署が良く見えてしまい、不満が噴出する場合もあります。「部下に負担をかけたくない。部下からの苦情を聞きたくない」と自部署を優先する気持ちは分からないでもありません。

でも、最終目標・ゴールは何でしょうか。もちろん、患者さんに質の高い医療・看護を提供することですよね。他職種であれ、他部署の看護師であれ、思いは同じはずです。

他職種の場合は、同じ職種よりも現状が見えにくいこともあり、「どうして○○をやってくれないのだろう。いつもあの職種は業務終了時刻ぴったりで帰っているのに」というような不満が出ることがあります。責任のなすりつけをしてしまう場合もありますよね。

病院内で身近にいる職種でも、意外と他職種の1日の詳細な業務は知らないものです。他職種との連携交渉は、お互いの業務とその課題を理解することから始めます。お互いの業務の流れ図（1日のスケジュール）を時系列で作成し、交渉の際に情報交換・共有して、問題点をもう1度確認・明確にして改善策を立てるとよいでしょう。

ここでも重要なのは、患者を中心とした視点で協議し、業務連携をしていくことです。

分配型交渉と統合型交渉

2つの交渉アプローチについて説明します（図2）。

アプローチは「分配型交渉」と「統合型交渉」に分かれます。「分配型交渉」は、パイ（資源）を分け合う交渉であり、両者が自分の分け前を取り合う交渉です。「統合型交渉」は、お互いの交渉条件を理解した上で、相手と協働し合って共有する利得を大きくし、それを分け合う交渉で、問題解決

図2　交渉アプローチ

	分配型交渉	統合型交渉
対処	競争	協創（互いに協力、創造性を拡大）
目標	相手に勝つこと	双方にとって満足な解決
人間関係	自分優先	協力関係
価値観の相違	相違点に注目	共有点に注目
視点	過去・現在思考	将来思考
資源	不完全利用	完全利用
情報	秘密	情報交換
結果	勝－負	勝－勝（Win-Win）

型交渉ともいいます。

一般にビジネスにおける交渉では、分配型交渉が多いとされていますが、人間関係が主体となる医療・福祉の現場では統合型交渉が重要です。良好な人間関係の維持、長期的な観点での結果を考えれば、協調的アプローチにより積極的に、双方にとって満足のいくWin-Winとなるような交渉過程を踏むことがベストです。

ポイントは相手のニーズを知り、お互いのニーズが満たされるような、新たな提案、すなわち価値を創造していくことにあり、それこそが最良の交渉となります。

しかし、交渉すべてを統合型交渉にできるわけではありません。相手との交渉の内容により、自分にとっては何が何でも合意を得たい場合、逆にあまり関心がなくどういう結果でもよい交渉など、さまざまな場面があると思います。

そこで、私は重要度による交渉戦略（図3）を考案しました。縦軸に、（人間）関係性の高低、横軸に、（合意）の高低とし、交渉の内容により目標をどこに置くか戦略を練ります。

相手との関係も、交渉の内容も重要度の高い場合、「Win-Win型交渉」で進めます。Win-Winを目標とした交渉と判断した場合は、交渉力の8要素や双方の関心事項を事前に準備しなければなりません。

戦略としては、何を目的に行うのかを明確にし、誠意を持って正直、かつ良心的に交渉する必要があります。自分の持つ交渉力を最大限に発揮し、双方に成果が出るように努力を惜しまないことです。

交渉の最善アプローチは、「Win-Win型交渉」です。前述したように、人間関係を主とした医療現場においては、この「Win-Win型交渉」を目指す交渉が一番多いと考えられま

図3　重要度による交渉戦略

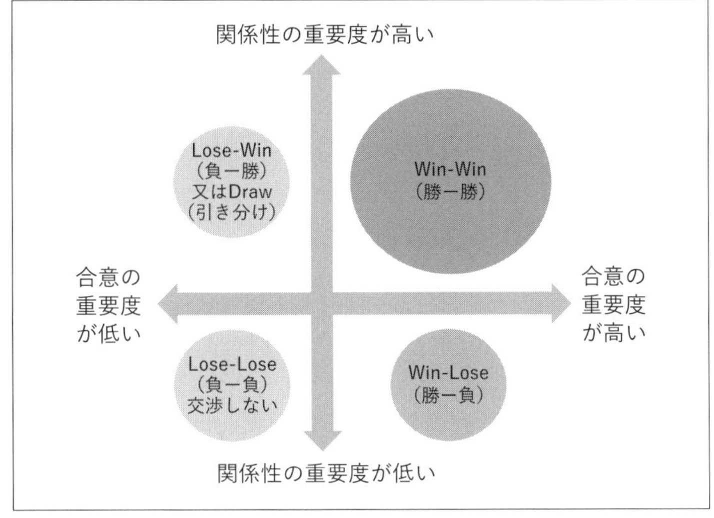

す。まさに、「心が動く、心を動かす交渉術」は、Win-Win型交渉ともいえるでしょう。

部下との交渉の仕方

部下との交渉をどうすべきかを考えましょう。

部下を動かして、組織としての成果を得ることができる管理者ほど、優れた管理者であると私は考えます。看護管理者として「個人の能力に応じた支援と承認をし、部下を信じ仕事を任せること」と、口で言うのは簡単ですが、部下の価値観が多様化し、権利意識も増している中、そう、うまくいくことばかりではないでしょう。

結局、上に立つ者は、部下をどううまく動かすかが勝負の分かれ目です。部下を「動かす」イコール「意思が伝わり、心が動く」でなければ人は行動に移しません。納得せずに動いた者は、言われたことだけをするだけです。

では、どうしたら心が動くのでしょう。そのためには部下の強みを活かし、承認して提案することです。最終的には部下の意思を尊重しますが、その意思決定にうまく関わることです。つまり、部下の強みを活かすにも、個々に合わせた対応があるはずです。

（株）コーチ・トウエンティワン代表・鈴木義幸氏は「変えるべきことを変えることのできる柔軟性、変えるべきでないことを絶対に変えない一徹さ、その両方を備えてこそ、初めて人の心を動かすことができる」、また、「相手の話を全面的に受け止めるという姿勢を示すことで、相手の自発性を高めることができる」と述べています。仕事の改善や部下の育成は、まず看護管理者自らが常日ごろから問題意識を持ち、絶えず改善への探求を続けることが原点となるでしょう。

■

一言一言はとても重いものです。大変ではありますが、現場を支え、かつ自分の行っている管理そのものが見え、やりがいもある立場です。従って、医師や医師以外の他職種とも信頼関係を構築し、より良い交渉を重ねながら組織目標達成のためにリーダーシップを発揮してほしいです。

10. キャリア開発をどう支援するか

部下がなかなか育たない

「キャリア開発」という言葉は、とってもすてきですよね。

なんだかキラキラしていて、夢があって……。一方で皆さんは、スタッフの育成にはとても責任の重さを感じることでしょう。

管理業務に追われる日々の中、「自分のことでいっぱいいっぱい。なかなかスタッフのキャリア開発支援にまで手が回らない」という声が聞こえてきそうです。

産業能率大学による「第3回 上場企業の課長に関する実態調査」では、課長としての悩みについて、①「部下がなかなか育たない」42.7％、②「業務量が多すぎる」35.8％、③「部下の人事評価が難しい」27.3％、という上位3位の結果でした（図1）。課長の業務負担が多くなり、人材育成で成果を上げられていないという実態のようです。

病院でも民間企業の課長と同じような傾向にありますね。スタッフ一人ひとりの能力も人間性も価値観も違っているのが当たり前、十人十色の関わり方が求められます。大変ですが、でも、逃げるわけにはいきません。考え方を変えれば、苦労してでもスタッフが着実にキャリアを積み、成熟していく支援をすれば、あなたの業務負担は軽減され、委譲と承認を繰り返せば仕事量も楽になり、看護の質向上も図れるはず

図１　管理者として悩みを感じること　上位５項目

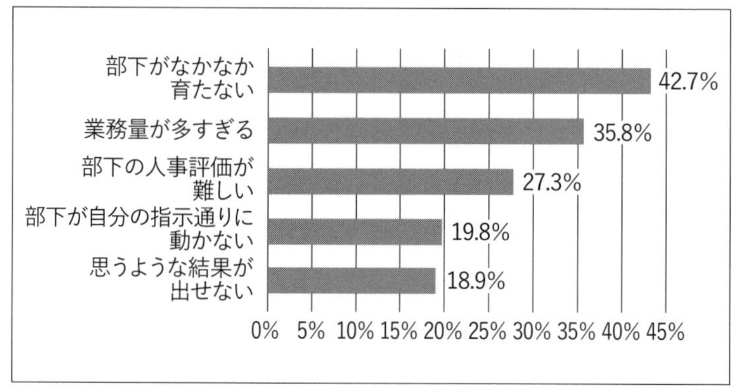

です。

看護師としてのキャリア

では、キャリア開発の話に入る前に、「キャリア」という言葉の定義を確認しましょう。ちょっと堅いイメージになりますが、日本では厚生労働省と文部科学省の２つの省庁で定義しています。

厚生労働省では、「一般に経歴、経験、発展さらには、関連した職務の連鎖等と表現され、時間的持続性ないし継続性を持った概念」、文部科学省では「個々人が生涯にわたって遂行する様々な立場や役割の連鎖及びその過程における自己と働くこととの関係付けや価値付けの累積」と定義付けています。

双方に共通するものとして、「①個人の人生の中で発達的な要素を含む仕事、②個人の生涯にわたって継続するもの、③その中心となるものは個人に相応しい人間的成長や自己実現」が挙げられます。そのような中、私は看護師という専門職は着実にキャリアを積み重ねることができる職業であると常に感じています。

図2　プロフェッショナルの要素

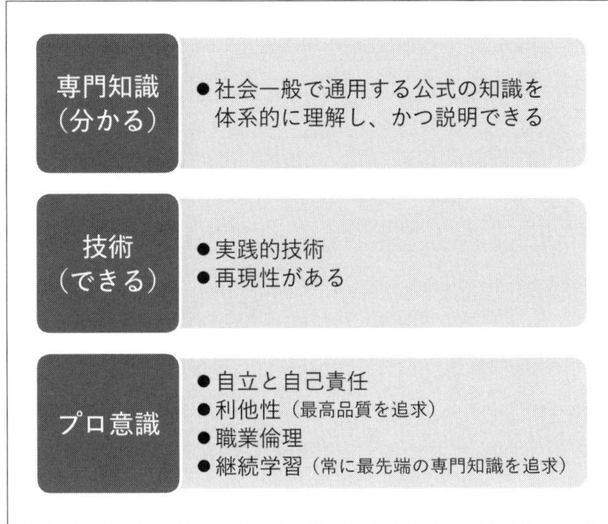

大久保幸夫著「マネージャーのための人材育成スキル」（日本経済新聞社）

リクルートワークス研究所長・大久保幸夫氏は、「部下を育て上げるためには、上司もプロでなければなりません。プロを育て、プロを評価することができるのは、プロだけだからです」と述べています。さらに、プロの定義として「①専門的な知識（分かる）と技術（できる）を兼ね備えた人、②高度な職業意識（プロフェッショナリズム）を持った人」の2つの要件を満たす人としています。図２にプロフェッショナルの要素を示します。

このプロ意識のうち大久保幸夫氏は「職業倫理が守れない人はプロではない」とも述べています。私は、看護管理者たるものこの倫理的規範はもちろんのことですが、「人間性」や「人望」も大きく人材育成に関与するものと感じています。看護管理者自らのプロとしての専門性を築き上げると同

図3　PM 理論

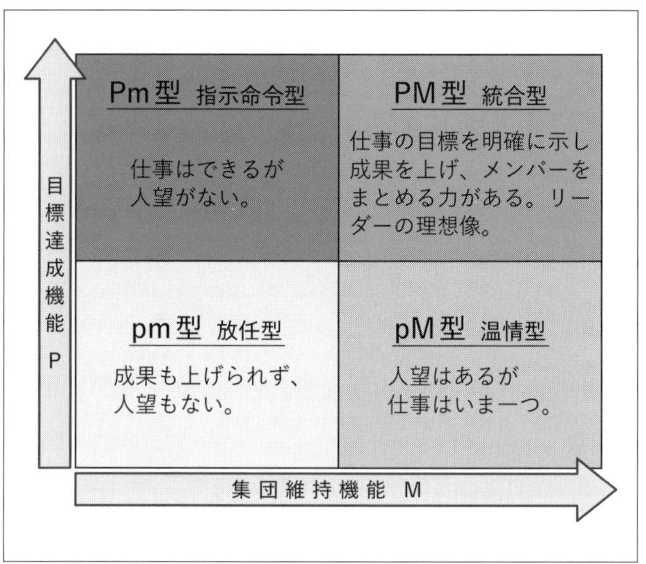

時に、信頼関係の構築、組織を結集するためには、対人関係は大きな要素であると痛感しています。

社会心理学者・三隅二不二氏が提唱したリーダーシップ理論「PM 理論」(Perfomance= 目標達成機能と Mainteance= 集団維持機能）によると、集団機能は一般に「目標達成機能」のＰ機能と、「集団維持機能」のＭ機能の２つで成り立つということです（図３)。ここでの「PM 型」である統合型は、目標達成機能も集団維持機能も高いタイプ、生産性の向上に導く力もあり、なおかつチームの和にも気を配り、チーム全体の雰囲気も良くするリーダーの理想像とされます。

良いリーダーとは、目標達成機能も集団維持機能も必要であることが分かります。組織のリーダーとして集団を維持し活性化させるには、専門性を持って厳しく、そして力強くメンバーを引っ張っていくだけではなく、守り育むような人望、対人関係が必要となるということですね。

入職３年目までの成長は上司次第

スタッフが今どの時期にあるかにより、キャリア開発を目的として支援方法を変化させる必要性があります。

新人の場合、最初は早く職場になじみ業務を一つひとつ確実に習得していくための支援となります。個人の役割、社会人としての規範を獲得していく中、さまざまな葛藤も生まれる時期であり、メンタル面での支えも必要となります。人間関係がうまくいかないと全てが停滞してしまい、早期退職ともなりかねません。

では､2年目からの育成支援はどうしたらよいでしょうか。

実はここからがキャリアを積む上で本当の勝負と私は考えます。新人はしっかりと守り育むという環境が定着しているところは多いでしょう。

ところが、2年目からは本人の意識や考え方により成長の幅も大きく異なってくるのです。1年間でおおよその業務を習得した後は、慣れから毎日同じような業務を繰り返すのか、経験を活かしてより質の高いスキル等を追求していくのかによって成果の質も変わります。そして3年目が終わるころには大きな差が出てくるわけです。

前出の大久保幸夫氏は「入職して最初の3年間は生涯のキャリア形成において極めて重要、配属された職場の直属の上司との関係が、長期的なキャリアに影響を及ぼす」と述べています。さらに「3年間の差の理由は、育成の差よりも、仕事に対するモチベーションの問題と上司の指導の質による」とのことです。

配置決定をしている私にとっては、大久保幸夫氏の言葉に

図4　ディヴィッド・コルブの経験学習サイクル

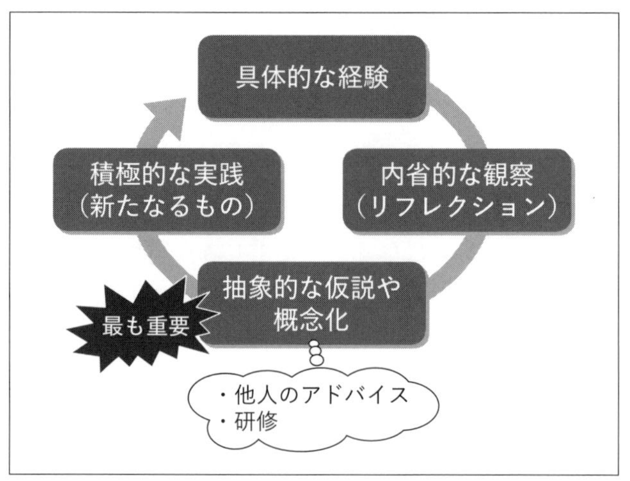

共感できるところが多くあります。看護管理者にとって入職後の看護師育成はかなり力を注がなければならない役割であり、責任重大ということになりますね。

成長度に合わせてスタッフを支援する

そこで、スタッフ一人ひとりが経験をどう活かすかがキーポイントになってきます。経験はそのままにしておくと学びにはつながらないといわれます。

組織行動学者・ディヴィッド・コルブの「経験学習サイクル」について触れたいと思います（図4）。ディヴィッド・コルブは、学びを体系化して汎用化された知識を受動的に習い覚える知識付与型の学習やトレーニングと区別、「経験→省察→概念化→実践」という4段階の学習サイクルから成ると述べています。社会人の成長は、そのほとんどが日常の仕事の経験から生まれているといわれています。

「人材が育つ上でどのような出来事が有益だったか」とい

うアメリカの人事コンサルタント会社ロミンガー社の調査によると、「仕事経験からの学び」7割、「上司・他人から」2割、「研修・書籍から」1割だったそうです。

大切なのは、自分の行動や仕事の成果について、自分で考えて自ら振り返る機会をいかに与えるかということですが、「抽象的な仮説や概念化」には、スタッフの成長度に合わせた上司の支援は大きいといえます。

中堅看護職のキャリア支援

さて、中堅看護職のキャリアをどう支援するかを考えましょう。

おおよそ20代後半から30代となる時期です。この時期は女性の場合、結婚・出産というライフイベントで環境変化がある人もいますから、さらに個別性が出てきます。勤務を継続しているスタッフでも、成長を続ける人と成長が停滞してしまう人に分かれてきます。

業務をそつなくこなすことで、成長しなくても危機感を持たない人もいることでしょう。何もしなければ知識やスキルが陳腐化しかねません。上司としては、キャリア開発支援としてしっかりと持続的な成長を促すための「仕掛け」をする必要があります。キャリアデザインを描く上で、まずは自らキャリアマップを描いてもらうこと、その関わりが重要となります（図5）。

人は、立ち止まって考える機会がないと将来を描くこともできません。

そこでは、自分の弱みを課題としてとらえ克服することよりも、スタッフ自身の強みをどう活かすかということが重要です。すなわち「強み」をしっかりと伝え、本人が自覚してキャリア開発への意欲を向上させることが看護管理者として

図5　キャリアマップ

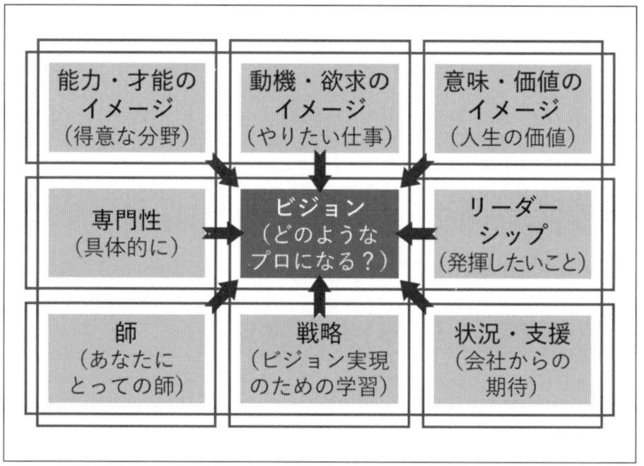

大久保幸夫著「マネージャーのための人材育成スキル」（日本経済新聞社）

求められると私は考えます。

経済学者・金井寿宏氏は、「①何が得意か、②いったい何をやりたいのか、③どのようなことをやっている時に意味を感じ、社会に役立っていると実感できるのか」という3つの問い掛けで自己内省し、キャリアを考えるとよいと述べています。

中堅の看護師に対し、専門性を極めるのか、看護管理者を目指すのかというキャリアを整理する問い掛けをし、スタッフ一人ひとりが、ビジョンを描けるようじっくりと関わっていきたいですね。

いずれにしても、キャリア開発においては、個人の成長過程と組織の発展の調和が重要です。そのためには部下のキャリアニーズの多様化に対応するだけではなく、自身にとってのキャリアアップと、価値のある生き方ができるかが課題と考えます。

11. 主任を育て、共に成長しよう

主任はスタッフと共に看護を「楽しむ」

部署のトップである看護管理者は、やることがいっぱいで、本当に大変という話を幾度となくさせていただきました。

そこで、チームワークを高め組織を円滑にし、かつ組織で働くスタッフの質を高めるためにも、共に働く主任の力量とのより良い関係性は、かなり強力な武器となります。そうなんです。管理者同士のチームワークは、そのまま組織に反映されるのです。

ここで私の主任時代をちょっと振り返ってみます。

私は入職後８年目にして主任に昇格しました。今考えると、中間管理者とは程遠く、「まだまだ駆け出しの自分がよく引き受けたなぁ」と感心しています。

主任という役割や責任の重さをさほど深く考えず、やる気と勢いだけで受けてしまったのかもしれません。内科病棟、手術室、整形外科病棟と７年の看護師経験を積み、脳神経外科病棟に異動して主任となりました。当時は病棟に師長１人、主任１人の配置でした。私の場合、師長と同時異動の人事でしたので、何もかも師長と共同し相談しながらの毎日でした。

スタッフはかなり混乱したかもしれません。しかし、それまで所属していた脳神経外科病棟の看護を見直す機会ともなりました。また、私自身は脳外科看護を学ぶことがこんなにも深く、楽しいとは思ってもいませんでした。命に直結する急性期・重症患者の緊迫した看護、そして ADL 自立支援、在宅に向けての退院支援・調整等、看護の原点が脳外科病棟にあり、看護の質と幅を広げる機会と考えました。

そこに拍車を掛けたのが、「あなたの声が聞きたい “植物人間”生還へのチャレンジ」というテレビドキュメンタリーで放映された、北海道の札幌麻生脳神経外科病院の見学でした。当時の看護部長、紙屋克子氏からボディメカニクスを学んだことがきっかけとなり、見学をさせていただいたのですが、遷延性意識障害患者への積極的な看護の関わりには、何もかも感嘆しました。

当時の私は、産休が明けて生後６カ月の女児を残し、後ろ髪を引かれながらの北海道出張でしたが、あんなにも看護の斬新さと魅力を感じたことはありませんでした。今でも原動力になっています。

■

そのとき受けた感動を「自分の病棟にも還元したい。脳神経外科看護を変えていきたい」と、強く思いました。そして、忙しい業務の中にも「患者さんを看護の力で少しでも良くしたい」という思いはスタッフにも波及し、同じ目標として共有・浸透しました。日々の看護の仕事にワクワクしていました。「あのころは、本当に看護の楽しさを心から感じた」と、当時のスタッフと異口同音に話すことがあります。札幌麻生脳神経外科病院のように看護の成果としての患者快復の報告はできませんが、看護本来の在るべき姿を考え、管理者とスタッフが共に行動できたことは、少なくともスタッフの成長へとつながったと自負しています。

「主任は役割モデル」といわれるものの、答えはありません。

患者さん一人ひとりに寄り添って、自らが看護することを楽しむことも、役割モデルなのかもしれません。私は幸い上司とも部下とも人間関係には苦労しませんでした。しかし、残念ながらあこがれの上司には出会えず、できれば自分が自然にそういう存在になれたらいいな、と思っていました。先輩の背中を見て、感じて、育つことができる時代だったからこそ、頑張りがいもありました。

師長と主任に期待されるパーソン・イメージ

さて次に、師長と主任に期待されるパーソン・イメージとして、ケーツ・マネジメント代表・葛田一雄氏の『看護部長の仕事』から一部を転載します（表）。

期待される師長・主任像、すなわち行うべき役割ということになるともいえます。看護管理者の役割として、職員の能力開発の支援と人材の育成、創造的に看護が実践できる職場環境・風土づくり、看護部門の方針に基づいた目標達成のための組織体制の整備、質の高い看護サービスの継続的な提供・評価・改善や危機管理等がありますが、それらを実現する行動力が期待されています。

主任の役割は、師長と共に看護部門の方針・目標におけるスタッフを巻き込んだ目標達成への行動、役割モデルとしての自立的かつ創造的な看護の実施等であり、安全に最も留意しながら成果を高めることが期待されています。そのような中で、主任は師長とスタッフの双方からの課題を調整することで、病棟組織が円滑に機能することから、これらの役割を前向きにとらえている場合が多いと思います。

表　期待される職員像

期待される看護師長像	1．部下の指導・教育訓練を行うことができる 2．部下に将来に対する希望・夢をもたせることができる 3．決めたことは必ずやりきる実行力がある 4．戦略・戦術・目標を明確にすることができる 5．利益を生み出すことができる 6．現地現物主義で、行動力がある 7．変化に対する適応力があり、革新を行うことができる
期待される主任像	1．管理者を補佐し、部下の監督と看護の品質維持・整備の保全を行って職場の計画の達成を行う 2．方針・決定事項を実施するとともに、指示・報告・連絡を部下に徹底する 3．職場規律を維持し、安全管理を行う 4．職場の５Ｓ（整理・整頓・清潔・清掃・しつけ）を保持する 5．部下の指導育成を行って、仕事に対する部下の知識・技術の向上を行う 6．職場の活性化を図ることにより職場の仕事の成果を高める 7．職場の改善計画作りに関与し、積極的に意見具申を行う

師長から主任への支援

しかし師長とスタッフの間という主任の位置は、現場を管理する中で多くのストレスにさらされているともいわれています。

中でも役割葛藤は、主任のストレスを引き起こす大きな要因となっています。2つ以上の両立し得ない期待に応えなければならない場合、また自らの能力に見合わない大きな期待をかけられた場合に生じる緊張です。いわゆる理想と現実のギャップということにもなります。理想が求められる中、スタッフからの不満を生で聞く主任は、確かにつらいものがあ

図１　目標管理設定：SMART の原則

チェック項目		ポイント
S	Specific 具体的	具体的な指標を示しているか
M	Measurable 計測できる	目指すレベルを数値化しているか
A	Achievabte 達成可能である	変革すべきことが練りこまれているか 達成可能な目標か
R	Relevant 関連性があり妥当である	病院の理念、看護部の方針と整合性がとれているか
T	Time 明日が明確である	主要なステップがスケジューリングされているか 中間評価日、最終期日は明確か

りますよね。

また、師長代行時の裁量、調整、権限などが不明確で、どこまで責任を持つのか、自分の立場がよく分からないといった意思決定の不明確さの葛藤もあります。一方で、葛藤をうまく調整し、困難な状況を乗り越えることに主任ならではのやりがいを感じる人もいます。この違いは何でしょうか。

もちろん主任自身の能力、意識、考え方によっても異なりますが、役割や権限委譲の範囲が明確にされていること、師長とのコミュニケーションが円滑であることが必須の条件になると私は考えます。

さまざまな課題を１人で解決することは困難です。師長が主任をいかに支援できるかが大きなカギとなります。主任は、病棟組織において、現場の看護に大きな影響を及ぼす存在です。主任の役割遂行に関する実態を明らかにすることは、病棟組織の在り方や人材育成を考える上での一助になります。

そのために師長は、主任やスタッフに対し、明確な目標設定を共に考え、支援する必要があります。大きな目標ばかり

図2　SMARTの原則によるチェックリスト

記号	評価の視点	○・×
S	何について取り組むのかわかるか？	
	何を目指すのか具体的か？	
M	目標達成後の変化の有無がわかるか？	
	達成レベルを数値で示しているか？	
A	変革するべきことが示されているか？	
	「高すぎず」「低すぎず」のレベルで達成可能か？	
R	看護部目標と整合性がとれているか？	
	看護部目標の達成手段になっているか？	
T	主要なステップがスケジューリングされているか？	
	中間評価日、最終評価日を明確にしているか？	

にとらわれず、目標から身近なテーマに絞って実践可能とすることが肝要です。師長、主任双方が組織目標を明らかにし、目標達成を共有できるツールとして、「SMARTの原則」を活用するとよいでしょう（図1、2）。目標設定でSMARTの原則を活用するポイントは、具体的で、測定でき、また達成可能にして結果志向、期限がはっきりしていることです。

また、各スタッフに対して行った目標面接を主任と情報共有し、主任と同じ方向でスタッフのキャリア開発に努めます。教育においては、スタッフ同士を比較することなく、個性や実践力に合わせて一人ひとりを見ることが大切であり、お互いが情報提供しながら軌道修正を図っていくことも重要です。

主任と共に努力し、成長するために

主任自身に何が求められているか、それはなぜなのかを理解してもらえることにより、主任が目指すべきものも見えてきます。可視化することは、どう頑張るかを考えられるようにすることです。そして、その成果をどう評価するのか、評

図３　管理者に求められるマネジメント能力

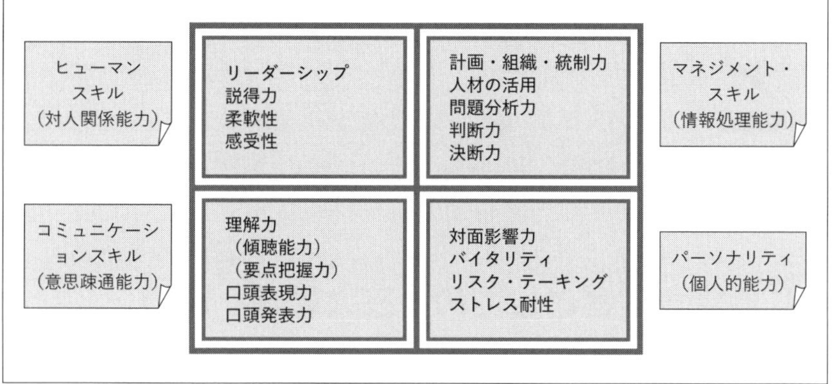

価からその後の目標設定まで師長が継続支援することにより、組織が活性化していかなければなりません。何より、共に頑張ることが、共に成長するという成果を生むことになります。そのためには、師長自身も学習が必要です。

前出のケーツーマネジメント代表・葛田一雄氏は、管理者に求められるマネジメント能力を図３のように表しています。

私は、能力にはゴールがないと思っています。どんなに成長できたとしても、特殊な例を除いては能力に限界はないですし、能力向上のためには経験を振り返り、課題を明確にしてさらなる学習を積み重ねていくことが大切です。

看護管理者の皆さんは、机上の空論にならぬよう、人間としての魅力を備えた管理者になってほしいですね。学習の積み重ねと、人間関係を深めることにより、自分の人生も大きく変わっていくはずです。

12. 安全管理・業務管理そして人材管理

看護管理者としての「三大管理」業務

皆さんが、現在実践されている看護管理業務について触れます。

看護管理者が遂行する管理業務には、安全管理、業務管理、人材管理、労務管理、病床管理、目標管理、物品管理、情報管理という「管理」の名が付く業務のほか、組織風土づくり、経営参画等々、とてつもなく広範囲の業務内容があります。しかも、各部署のトップとしてリーダーシップを発揮しなければならない立場、決断を迫られる立場にあり、全てを完璧にこなそうとするとため息が出ますよね。

そのような中、日本看護協会看護師職能委員会Ⅰ（病院領域）では、2014（平成26）年度からとくに看護師長の役割や教育に焦点を当て意見集約、課題発見という活動を継続しています。その活動で明らかになってきている課題を以下に要約します。

●医療提供体制の変化の影響を大きく受け、看護師長に求められる役割が年々増加し、1人で掌握する範囲・量が共に増えている。

●役割を発揮できるための支援・教育体制、選考方法の整備が十分でない。

●看護師長の担っている役割や業務が多岐にわたるため、看

図1　看護部門のトップマネジャーが認識している看護師長の役割

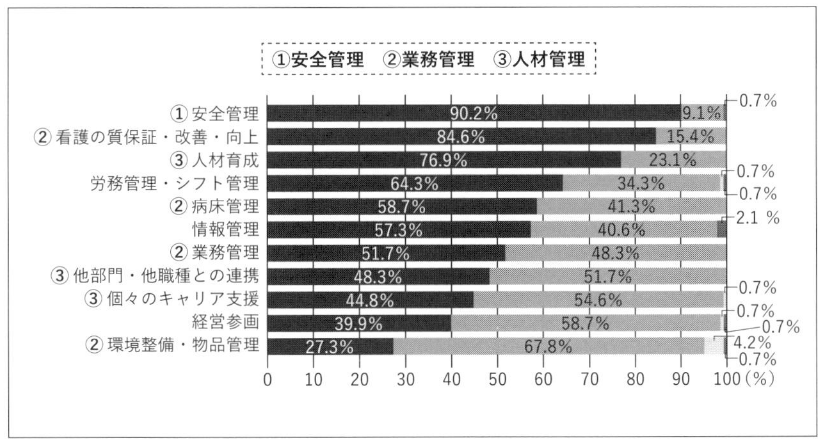

護師長になることを躊躇する看護師もおり、長期的な看護管理者の育成が困難となっている。

まさに、病院の要は師長にあるからこそ、このような課題が浮き彫りになっているのです。

さまざまな管理業務のうち、「安全管理」、「業務管理」、「人材管理」を三大管理と位置づけし、日本看護協会の調査「看護部門のトップマネジャーが認識している看護師長の役割」の一部を、この3つに分類して表記しました（図1）。

安全管理の原点は当たり前のことを、当たり前にやること

人に対し医療行為を発生させる現場では、第一に「安全」を重視する必要があります。医療の質を担保し、医療事故を防止するためにマニュアルがあります。しかし、マニュアルはあっても100％遵守できるわけではありません。

なぜなら「人」が行う行為だからです。ヒューマンファク

ターとして、「錯覚、不注意、省略行為、認識の違い、確認ミス、判断ミス、操作ミス」等があり、これらを全て回避することはできません。医療従事者のちょっとした不注意等が医療上、予期しない状況や望ましくない事態を引き起こす可能性はいつでもあるのです。そのリスクを可能な限り下げることが、安全管理ということになります。

医療機関全体そして看護管理者が行うべき安全管理の要点として、

1）医療事故防止への組織的、系統的な管理体制を構築し、医療機関全体で取り組むこと

2）医療従事者は常に「危機意識」を持って業務に当たり、正確な記録を残すこと

3）患者最優先の医療を徹底すること

4）インフォームド・コンセントの充実、意思決定支援と情報の共有化を図ること

5）医療行為における確認・再確認等の徹底をすること

6）医療事故防止のための継続した教育を行うこと（安全意識の維持・向上）

7）自己の健康管理と職場のチームワークを図ること

等があります。当たり前のことですが、当たり前のことを当たり前にやることこそが、安全管理の原点であると私は考えます。

では、どのように医療安全を考えたらよいのでしょうか。前自治医科大学メディカルシュミレーションセンター長・河野龍太郎氏の「医療安全へのヒューマンファクターズアプローチ」から、人が注意しなくても事故が発生しない作業環境を構築する対策を図２に示します。

エラーの防止策を考えるに当たり、

第１に、①やめることはできないか、やめることができな

図２　エラー防止対策の思考手順

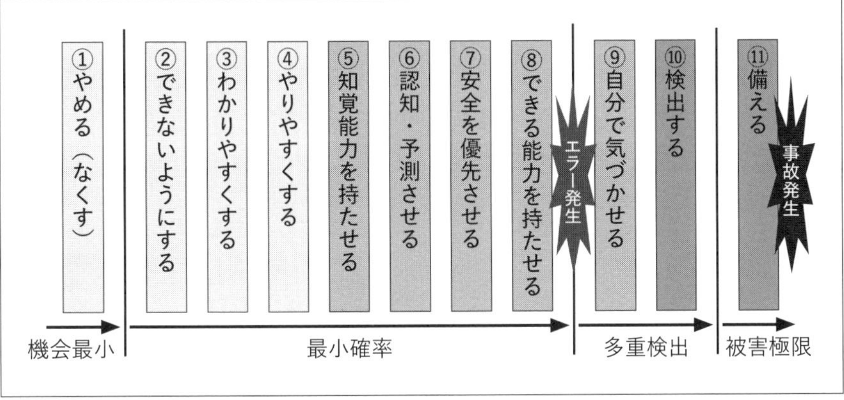

いのなら、

次に、②できない仕組みとならないか、

それもできないのなら、③わかりやすくする、

④やりやすくする、というようにエラー防止対策として、最強のものを①とし、⑧までが順にエラーが起きる確率を下げるものです。

また、⑤知覚能力を持たせる、

⑥認知・予測させる、

⑦安全を優先させる、

⑧できる能力を持たせる、という手順は、作業者自身がエラー耐性を高める対策になります。

そしてエラーが発生してしまったら、

⑨自分で気づかせる、

⑩検出する、

⑪備える、

という手順となります。

実に分かりやすい発想であり、私も部下へのリスク管理指導に役立てています。

起きてしまった医療事故に関しては、再発防止のための事故分析とリフレクションが最も重要となります。看護管理者はそれらを支援し、医療事故再発防止に努めるとともに、事例によっては部下の精神的なフォローまでが望まれます。

業務管理はケアの質のマネジメント

次は看護管理者が行う業務管理です。看護師は保健師助産師看護師法（昭和23年法律第203号）により、「療養上の世話又は診療の補助」を業とすることはご存じのとおりです。

また、看護師等の人材確保の促進に関する法律（平成4年6月26日、法律第八十六号）では、第2章の看護師等の責務（第6条）として、「保健医療の重要な担い手としての自覚の下に、高度化し、かつ、多様化する国民の保健医療サービスへの需要に対応し、研修を受ける等自ら進んでその能力の開発及び向上を図るとともに、自信と誇りを持ってこれを看護業務に発揮するよう努めなければならない」とされています。

すなわち、変化する医療提供体制において、看護師という専門職は常に研鑽による能力向上に努め、その成果を看護業務として発揮することで、質の高い看護サービスの継続的な提供・評価・改善が求められています。

従って、現場でのOJTによる教育、支援を行い、マネジメントすることが看護管理者の役割となります。P.F.ドラッカーは、「マネジメントとは、人と組織を活かして成果を上げることである」と述べています。安全管理にしても業務管理にしても「人」が行う行為ですからマネジメントが必要なのです。

看護師の業務であるケアの質をマネジメントするためには、「質評価」をしなければなりません。「測定できないものは管理ができない」とP.Fドラッカーは述べていますが、評価しフィードバックしなければ管理しているとはいえないと思います。

しかし、ケアの質を全て数値化して表現できるわけではありません。日本看護協会の取り組みである「労働と看護の質向上のためのデータベース（DiNQL）事業」等のツールに参加・活用し、ベンチマーク評価から質改善を図るという方法もあります。

患者に関する評価指標の例として、褥瘡発生率、転倒転落率、院内感染率、在宅復帰率、身体抑制率、ADLの変化等が数値として可視化され、モニタリングし、PDCAサイクルを回していくことはまさに看護の質向上につながると考えます。目標に向かって改善策を立案し、実践すること自体が業務管理となります。

一方で、「実際の患者をよく観察し、患者・家族の声を聴き、部下にフィードバックすること」も現在進行形のケアの質改善となるよう看護管理者が必ず実践すべきことではないかと考えます。看護管理者の長年の経験知は素晴らしいものであると確信しています。

その経験知を理論的にスタッフに伝授することができれば、まさにOJTでの人材育成ともなります。1983（昭和58）年にアメリカの経営学者・チェスター・バーナードは、組織を重視する近代組織論を「組織成立には、『共通の目標』、『意思伝達』、『協働の意欲』の3つの条件が必要」と唱えました。

看護業務を実践し、継続していくためには、看護師1人の力ではどうにもなりません。組織成立の条件をもって、共に協力し合う組織風土も重要な要素になりますね。

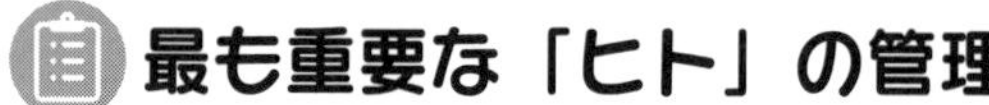

最も重要な「ヒト」の管理

人事・労務コンサルタントの松田憲二氏は「管理とは、組織や職場の目標を達成するために、ヒト・モノ・カネ・時間・情報などの経営資源を効果的、経済的に活用することである」と述べています。これらの経営資源のうち、「ヒト」はモノ・カネ・時間・情報全てに関わり、成果は良くも悪くもなることから、最も重要なものはまぎれもなく「ヒト」です。P.F. ドラッカーは、人を育てる視点において以下のようなことを述べています。

●人こそ最大の資産である
●組織の違いは、人の働き方の違いだけである
●人を活かすには、人の強みを引き出すこと
●「できないこと」ではなく「できること」に焦点を合わせる

これらの言葉は、私自身も看護管理者として襟を正し、頑張ろうという気持ちにさせてくれます。一言で人材育成・人材管理を語るのは難しく、私自身はとても熱い思いを持っていますので、本書の後半で詳細に述べてみたいと思っています。

■

いずれにしても、皆さんは、管理業務に関しての責任を重く受け止めていると思います。その管理業務の醍醐味を楽しむこと自体がうまくいく前向きな証拠となります。

元気な組織は明るい看護管理者から……です。

13. 目指すべきタイム・マネジメント

24時間365日『時間』は誰にでも平等

私は2012年に日本交渉協会交渉アナリスト1級を取得し、現在では全国各地で講義や講演をさせていただいています。

そこでたくさんの看護管理者と接する中で、「タイム・マネジメントは自分の課題なんです」という受講者が多いことに驚きます。あなたの時間管理はいかがでしょうか。24時間365日、時間は誰にでも平等であり、どう使うかはその人次第、自由です。

一方、自由とはいっても、24時間のうち勤務（仕事）時間を8～12時間として、残りは生活時間、その生活時間も半分近くは睡眠時間となります。「管理者はやることがいっぱいあって大変」とつぶやいている姿が目に浮かびますが、時間の活用方法による価値に大きな差が出ると感じているのならできるだけ有効に時間を使いたいものですよね。

この限られた時間をどのようにマネジメントしていくかが腕の見せ所になります。24時間の有効活用スキルこそ「タイム・マネジメント」なのです。タイム・マネジメントがうまくいかないとき、すなわち自分自身に時間の余裕がないと、スタッフの話もじっくり聞くこともできませんし、優しくもなれません。何より、焦りによるイライラから自分自身が精神的にも不安定になり、やるべきことが見えなくなってしまう可能性もあります。

『時間』は最も希少な資源

そもそもタイム・マネジメントとは、「時間をいかに管理するか」のテクニックであり、基本となるのは１日で「すべきこと」に対する時間配分です。

個人個人のワークスタイルを分析し、優先順位や効率性を考慮して着実に仕事をこなすための技術ともいわれています。

私が尊敬するP. F. ドラッカーは、「汝の時間を知れ」と『経営者の条件』で述べています。P.F. ドラッカーは「私の観察では、成果を上げるものは仕事からはスタートしない。時間から出発する。計画からもスタートしない。時間が何に取られているのかを明らかにすることからスタートする」と、時間の大切さや効率的に成果を上げることを多く語っています。P.F. ドラッカーは「時間管理の基本」を以下の３点としています。

1. 時間を記録する。
2. 時間を管理する。
3. 時間をひとまとめにする。

さらに、「時間は借りたり買ったりできない。時間は簡単に消滅する。昨日の時間は決して戻らない。時間は最も希少な資源である。時間の管理は継続的に行わなければならない。時間を管理できなければ、何も管理できない」とも述べています。

私自身、そのようなタイム・マネジメントがとても好きです。ちょっとオーバーかもしれませんが、P.F. ドラッカーは私の考えそのものを言葉にしてくれていると感じています。

皆さんは小学生のころ、夏休みの宿題をどのようにしていたか思い出してみてください。夏休みに入り、遊びたいことがいっぱいあるので宿題はとりあえず後回し、2学期が始まろうとする直前に大慌てでクリアする習慣でしたか？　それとも、なるべく早く宿題を終了させて、その後、羽を伸ばして遊ぶほうでしたか？　私は後者でした。小さい頃の習慣は、そのまま変わらないことが多いそうです。しかし、P. F. ドラッカーは、習慣的な能力は練習を重ねれば習得できるとも述べています。

自分に合ったタイム・マネジメントのスタイルを探そう

私は、何でも「すぐやる」タイプで、有言即実行型と人から言われています。期限付きの課題についても、私にとってその期限は一切関係ありません。期限は自分で決めるものです。課題が出た日が開始日であり、1日から数日で終了させます。

すなわち、自分の中で優先順位を決定し1つに集中してできることから実行、その後に何が起きても対応できるような心理的余裕を持つことを可能にするという、極めてシンプルな考え方です。集中力が、タイム・マネジメントにとても重要な要素と感じています。

私が一番集中できる時間は、始業前です。始業前？　と疑問に思う方もいますよね。6時半が私の業務活動開始時間です。労働時間管理の観点からすると大目玉を食らいそうですが、始業前が私の一番の自由時間、そして集中できる時間となります。

書籍を読み知識を深めたり、また、病院のこと、看護部のことを俯瞰し、戦略的な構想を考えたりして集中します。

病院のビジョン達成のために、「自分はこれがやりたい」と思うことを模索する時間です。そこでさまざまな、ワクワクするようなアイデアが生まれれば、自分のモチベーションが上がる瞬間です。この朝力が私のパワーの源となっています。

8時30分が始業時刻となりますが、そこからは人との関わり合いの時間となります。人と接している時間はコントロールできないものもあります。ですから朝の誰もいない唯一の時間、頭がさえている時間に集中するのです。

私にはこのようなタイム・マネジメントが一番自然であり、心の健康を保つことができます。しかし、時間の価値や使い方は人それぞれ違いますので、皆さんは皆さんでどのようにマネジメントすべきかを考えましょう。

『時間』をつくる

それでは、仕事の実践場面における効率的なタイムマネジメントについて触れます。

人材育成コンサルタント・守谷雄司氏は、「いまのビジネス・パーソンに求められるのは、短い時間で手際よく効率の良い仕事をして成果を出すことだ。これらを実現させるには『段取り力』に磨きをかけること」と述べています。

さらに「『段取り力』のある人は、仕事に費やすエネルギーの効率的配分にすぐれた能力を発揮し、最も重要な仕事は何かを的確にとらえ、どうすればムダ・ムラ・ムリのない計画を立てられるか、『時間配分』や『重みづけ』『優先順位』について、最大限のエネルギーを注いでいる」とも書かれています。

私自身も「する必要のないものを見極め、やめること」が最大の業務改善であると考えています。すなわち、そのためには的確に情報を取り、分析し、判断する能力が必要となります。

管理者個人の場合は、判断ができれば行動と連動しますが、部下や組織を動かす場合は、さらに決断力、企画力、交渉力が求められることになります。多摩大学大学院教授・田坂広志氏は、「意思決定のできるマネジャーになるためには、『直観力』『説得力』『責任力』の三つの能力が必要である」と述べています。意思決定に時間がかかることは、まさに時間の無駄遣いそのものです。従って、意思決定がスムーズであること、意思決定後の行動力を高めることで、時間は有効活用されます。意思決定を迅速にするためには、常に効率よく情報を集約しておく必要があります。

では、ここで、守谷雄司氏が述べる仕事のムダ探しの視点を図1に示します。

当院では、2017年度より「働きかたナース会」を立ち上げ、各部署から選ばれた看護師を中心に、図に基づくムダ取りに取り組み、業務を時間内に終了させるための検討と改善を行い、自分の時間を確保しようと動き出しています。看護部発信ではなく、自らが改善計画を立案し実践に取り組む自発性を重視しており、今後に期待をしています。

何も考えず、何も行動を起こさなければ時間はただ流れてしまいます。時間は与えられたものではなく、自らの目的意識によって創造的につくり出していくものではないでしょうか。守谷雄司氏は、時間を制するために13カ条をまとめていますが、そのうちいくつかを提示します。

1. 自分の価値時間を意識し、最大限その活用を心掛ける
2. スピードアップすること
3. 省く、捨てること
4. ためない、すぐやる

図１　あなたの今の仕事を見直そう

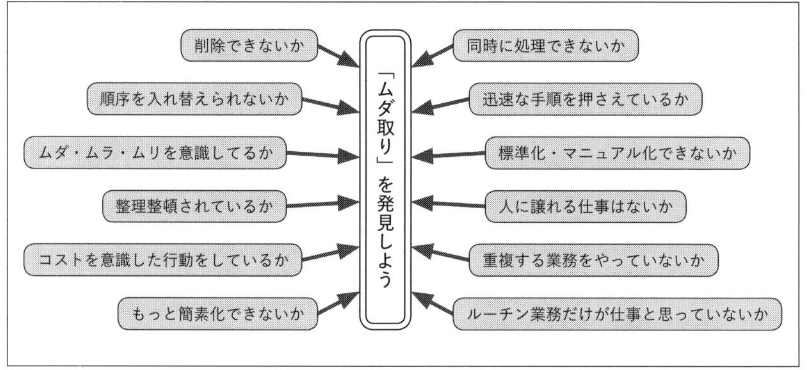

5. 優先順位を決める
6. 仕事を１人で抱え込まない
7. 意識の切り替えを早くする

皆さん、自分の行動を振り返ってみましょう。

手前みそにはなりますが、私はほぼ実践していると思っています。決して背伸びをせずに、自然体として習慣化していることですね。強いて追加するなら、「できることから始めること」や「優先順位を決めたら１つに集中して実行すること」も時間管理の秘訣だと考えます。

タイム・マネジメントが上手な人、下手な人

タイム・マネジメントで最も重要なポイントは「時間を何に使うのかを自らが決めること」です。

すなわち自分自身が何を大切にするのか、何を優先したいのかという、個人個人の生き方を考えるのが時間を管理することといっても過言ではありません。やらなくてはならないことに追われず、やりたいことができるようにするにはどうしたらよいか、自らが選択と集中することがタイム・マネジ

図2　タイム・マネジメントが上手な人、下手な人

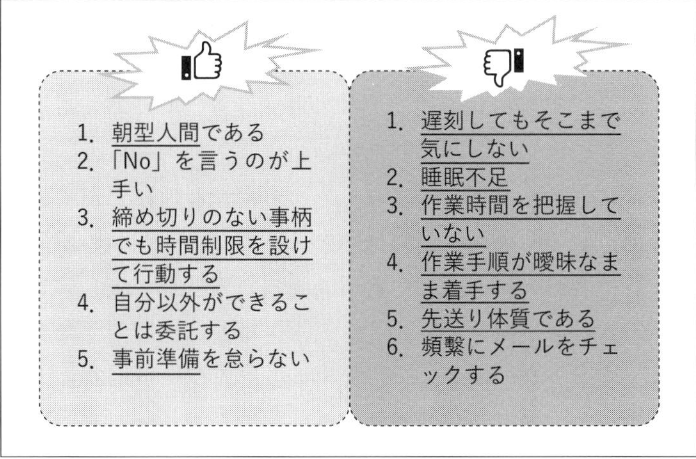

http://rules-of-success.jp/technique/time-management/#4-2

メントです。

ここで、タイム・マネジメントが上手な人と下手な人を図2に示します。看護管理者の皆さん、自分の行動を振り返ってみましょう。何度も練習することで時間管理の習慣を変えることはできるそうですが、常に意識をしないと習慣は変えられないかもしれませんね。

業務改善の仕組みづくりが「タイム・マネジメント」

最後に、イギリスの歴史学者・政治学者シリル・パーキンソンが著したパーキンソンの法則について述べます。パーキンソンの法則とは、第１法則「仕事の量は、完成のために与えられた時間を全て満たすまで膨張する」

第２法則「支出の額は、収入の額に達するまで膨張する」

つまり、「人間は与えられた分の時間やお金を全て使ってしまう」という法則のことです。

第１の法則について分かりやすく説明しましょう。

病棟の日勤者が９人のときと10人のときの業務終了時間は大きく違うでしょうか。当然、看護師の能力差やその日の業務内容、患者の状態により異なりますが、１～２人の看護師数の差ではさほど変わりはないのです。

単純に人数×時間数で考えると、１人でも勤務者が多いほうが早く終了するはずなのですが、そうはいかないのが現状です。忙しいと、どうしても「看護師を増員してほしい」と言いたくなる気持ちは分かりますが、数だけの問題ではなさそうです。人数が増える分、人と人との対話を持つ時間も増えますので、役割分担や綿密な業務の擦り合わせが必要になります。

一方、皆さんの部署で恒例の宴会がある日には、何としてでも仕事を早く終了させようと、スタッフ同士も協力し合っていつもより早く終了しているのではないでしょうか。要するに、人数よりもデッドラインを設けることのほうが時間管理に有効なのです。

この法則から学べるのは、単純に看護師増員を要求し獲得しても、それだけでは解決策にはならないということ、すなわち、必要なのは頭数に依存しない仕組み、業務改善の仕組みをつくることがタイムマ・ネジメントにつながるということです。

いずれにしても、タイム・マネジメントがうまくできているとき、できていないときでは、生活の中の精神的余裕に差がでます。管理者として良い仕事をしたい、自分の生活時間もしっかりと取りたいと思うなら、時間を記録して自己分析をし、自分の行動を変えることから始めましょう。

時間管理は究極の人生管理になるともいわれています。

今を大切にしましょう。

14. 入退院支援を再考する

重要性を増す入退院支援

約800万人いるとされる団塊の世代が後期高齢者になって超高齢社会へ突入する2025年問題、国民の4人に1人が75歳以上になるといわれ、介護・医療費などの社会保障費の急増が懸念されることから、誰もが社会保障の危機を身近に感じてきているのではないでしょうか。

ここで、今後の人口の急激な変化と世帯の変化について図で示します。(図1、2)

また、2010（平成22）年から人口が減少している中、後期高齢者は増加し、病院での診療の機会は増えつつも、診療報酬のマイナス改定により病院経営が困難となってきています。しかも、2025年を過ぎても社会保障や病院経営への取り組みは永遠に続くこととなります。そこで、今求められるベッドコントロールを再考するには、現在や将来の社会情勢、地域の現状を知ることが原点であり、地域医療構想や病院機能を加味した入退院支援がとても重要となります。

「どの病院でも3カ月くらいまでは入院できる」という暗黙の運用があった時代もありましたが、現在では高度急性期はもちろんのこと、一般急性期病院でも長期入院は激減しています。なぜなら国の医療費の増加により、入院が長引くほど入院単価が下がる診療報酬の仕組みとなっており、当然、

図1　今後の人口構造の急速な変化

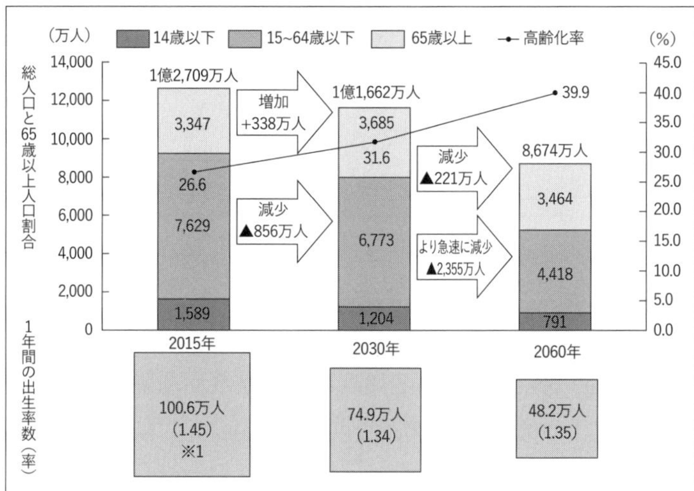

（出典）総務省「国勢調査」、国立社会保障・人口問題研究所「日本の将来推計人口（平成24年1月推計）：出生中位・死亡中位推計」（各年10月1日現在人口）厚生労働省「人口動態統計」

図2　65歳以上の単独世帯、夫婦のみの世帯の増加

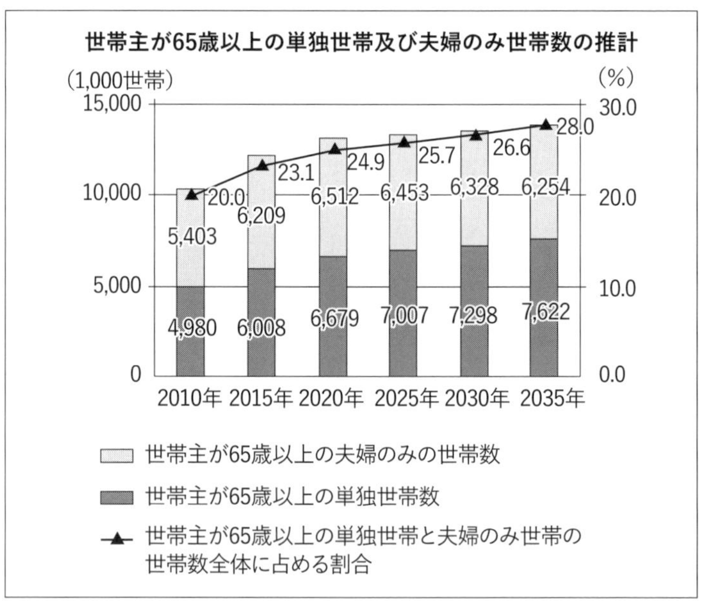

病院経営に影響するからです。同時に、患者にとっても長期入院はADLの低下や合併症の出現等があり、何一つ良いことはありません。

一方、単独世帯、老老介護、あるいは認認介護等により患者が療養生活をする場の確保が難しくなっていますが、単に入院期間を延長するだけでは何の解決にもならないのです。従ってベッドコントロールは、看護部長や病棟師長の果たすべき重要な役割となっています。

看護部権限のベッドコントロール

さて、ここで当院におけるベッドコントロールについてお話しします。これは、PFM（Patient Flow Management）の組織的な役割なしには語れませんので、PFMについても少し触れさせてください。

入退院支援に関わるPFMは、現在では多くの病院で運用されていると思います。2018（平成30）年度の診療報酬改定による「入退院支援加算」の要件をクリアするためにも、さらに加速化することが予測されます。当院は、2009（平成21）年にメディカルサポートセンター（MSC）を看護師と事務職で組織化し、外来受診や入院を円滑にするための患者案内や支援、窓口相談を行っていました。しかし、職種別に業務を分担したのみで、組織内でも業務の連携や拡大になかなかつながりませんでした。そこで、2012（平成24）年から心機一転、入退院支援と地域連携の充実を根差した部門としてMSCからPFMと名称を変え、業務の拡大に向け取り組みました。

PFMは副院長である私をセンター長とする独立した部門であり、退院支援専従看護師1人を含む看護師計7人、MSW 5人、事務職6人を配置しています。業務内容は、各

図3　PFM業務

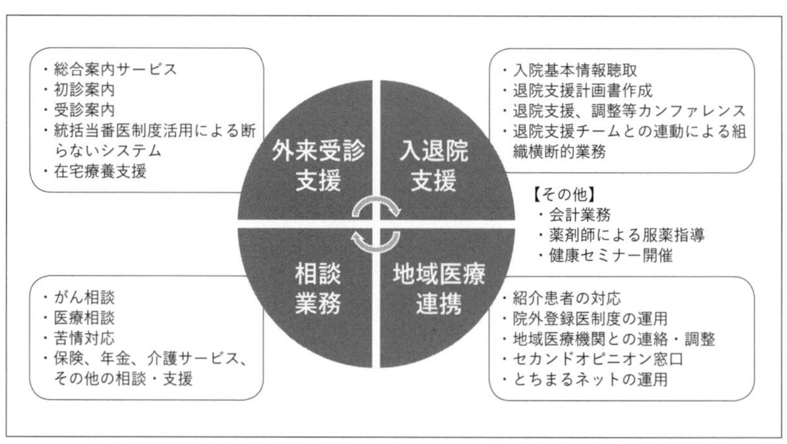

職種が協働し地域医療連携業務、受診案内、入院・退院支援業務、各種相談業務、その他患者サービス向上に関する業務を担っており、大きく4つに分かれます（図3）。

地域連携の一環として、外科系・内科系を統括する日替わりの医師による統括当番医制度を導入して「診療所からの紹介患者を断らない」仕組みをつくり、紹介患者受け入れ率は約70％から94％までアップしました。このシステム導入前は、PFM看護師が診察医を探すまでに時間を要し、最終的に受診拒否という場合も少なくなかったのです。この成果として、紹介元からの電話に受診決定の対応が迅速にできることで地域の医師の良い評価を耳にするようになりました。MSWの業務も徐々に充実し、病診連携のみならず、病病連携も機能してきました。その中でも当院PFMの売りは、何といっても退院支援・調整にあり、退院支援専従看護師とMSWが役割を果たし、病棟看護師の支援、家族支援、地域とのつながりを強化してきました。

また、ベッドコントロールに関しては、病院長から看護部に権限を委譲され機能しています。

この看護部機能を「ベッドコントロールタワー」と称し、看護部長・副看護部長が担っています。通常、PFMにおいて入院ベッド決定業務を実践している病院が多いのではないかと思います。

しかし、機械的に空床に入院させるのではなく看護部だからこそできるベッドコントロールに意義があるのです。ベッドコントロールは、病院管理・運営の核であると私は考えています。だからこそ看護部としてのやりがいも感じています。内科が入院患者の半数以上を占めている当院では、予約入院よりも当日の緊急入院が多くを占めています。そのような中、空床のみから判断するのではなく、病棟のその日の業務量や煩雑さ、看護師の勤務状況等までを加味した上で入院を決定します。要は入院決定に際し、管理的側面を加味してできるのが「ベッドコントロールタワー」と称する看護部の強さです。

入退院支援・調整は看護の集大成

ベッドコントロールタワーは、朝の師長ミーティングで当日の病床と業務の状況把握により人事リリーフを行いつつ、入院病棟を先読みして決定していくシステムとしました。このシステムの成果として、入院病棟は２～３分以内に決定できています。また、朝のミーティングで他部署の状況を可視化して情報共有をしていることにも意義があり、各師長の協力のもと病床稼働率を標準化できるよう努力しています。

このベッドコントロールを成功させる鍵は、「退院支援・調整」にあります。患者の入院決定は医師ですが、退院に関しては看護師が主体となって関わらなければベッド回転は停滞し、在院日数も延長します。退院支援・調整は看護の集大成であり、患者・家族の意思決定支援に関わるなど看護の役割として最も重要であると私は考えます。

そこで、PFMの退院支援専従看護師とMSWによる各病棟への関わりが大きく、退院支援・調整に関する多職種によるカンファレンスや家族とケアマネジャー等のカンファレンスが功を奏しています。当院の退院支援・調整のフローを図4に示します。

PFM業務の重要な役割は何といっても入退院支援と地域連携にあり、それができて初めて患者のフローをマネジメントすることになります。また拡大業務の充実に当たり退院支援専従看護師とMSWが果たす役割は大きいと感じています。とくに退院支援の充実がキーポイントとなります。プライマリー看護師を中心に退院支援を行うという方針は出しても、やはり、常に監視する存在、そして全体支援する存在が重要です。

そこで、週に1～2回行う「入院時退院支援カンファレンス」は、早期に多職種が介入して今後の方向性と役割分担をする意思統一の場として意義があります。その後、患者の意思を尊重し、家族を含めた意思決定支援のカンファレンスを行うのが「退院調整カンファレンス」であり、退院支援の最大の場となります。在宅が決定した後は、地域の関係者を含めて最終調整するのが「拡大カンファレンス」です。事例によっては外来看護師もこのカンファレンスに参加し、退院後の療養生活を支える仕組みとしています。

PFMという組織や仕組みをつくることは決して困難ではありませんが、その組織をどう機能させるかは「人」次第です。やはり、人材育成が重要な要素となります。時代や地域のニーズに合わせて医療の質向上を図りつつ、経営的側面を踏まえたマネジメントが必要になってきています。PFMで

図4　上都賀総合病院　入退院支援・調整フロー

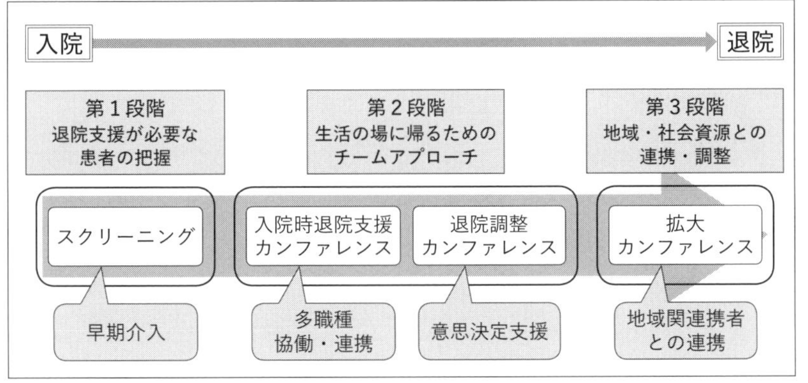

は、人海戦術のみではなく、多職種が関わる退院支援患者情報やデータを全体共有できるよう、電子カルテに入力し、毎日の在宅復帰率までを可視化しています。

今、求められるベッドコントロール

では、今、求められるベッドコントロールについて、整理してみましょう。

1. 患者の意思決定支援を十分に行うこと
2. 地域の現状を知り、医療機関と連携を図り関係性を構築して入退院支援を行うこと
3. 自院が求められる使命や機能は何なのか病院幹部が発信し、使命を果たすための仕組みやルールをつくり、一人ひとりがベクトルを同じくして取り組むこと
4. ベッドコントロールに必要な患者情報やデータを共有できる仕組みをつくること
5. 病床稼働率を上げることを加味しつつ、病院の利益を追い求めるのではなく、患者に寄り添ったベッドコントロールを行うこと

6. 医療の質を上げることが効果的な入退院支援、在院日数短縮につながることを意識すること

日々、煩雑な業務に追われることが多いとは思いますが、師長自らが上記のような視点でスタッフに関わる必要があります。後追いではなく、前向きに関わるのです。繰り返しますが、退院支援は看護の集大成です。看護師個々の能力に応じた、看護管理者の支援が最終的な成果となります。

看護の質を上げたいと思うのであれば、看護管理者がスタッフにどう関わるか、関わっていくかを常に念頭に置く必要があります。現在の私の立場では直接患者に関わることはほとんどありません。ですから、看護管理者に対しての関わりが看護の質に直結されると考え、日々努力しています。目の前の患者と看護師の双方に関われる皆さんがとてもうらやましいです。皆さんだからこそできること、そのやりがいを成果につなげていただきたいと思います。

15. 期待される看護管理者のリーダーシップ

「リーダーシップ」は誰にでも必要

リーダーシップは立場にかかわらず、誰にでも必要な要素です。すなわち、リーダーシップとは、一人ひとりの自発性の中にあるものです。従って社会人ではなくても、学生であっても、誰でも習得すべき能力ということになります。

リーダーシップ論は数多くあり、学者の数だけあるともいわれています。では、看護管理者として持つべきリーダーシップはどうあるべきなのか、看護管理者の皆さんも自分を振り返りながら一緒に考えていきましょう。

（株）GOOD and MORE 代表・今野誠一氏の『すぐやるリーダーの仕事術』（明日香出版社刊）という書籍の表紙には「すぐやるリーダーになれば、すぐやるメンバーを作り出せる」とあります。私の信念と合致するところがあり、前項の「タイムマネジメント」が重視されたリーダーシップの考え方です。そこで、今野誠一氏が述べる「すぐやるリーダーに必要な９つの力」を図に示します。

このうちの１つである「ビジョナリー」とは、先見の明のある人を指し、とくに事業の将来を見とおした展望やビジョンがある能力となります。地位が高くなればなるほど必要な能力であり、私は看護管理者にも必須であると考えます。

ビジョナリーを高く持つということは、組織としての存在

図　すぐやるリーダーに必要な９つの力

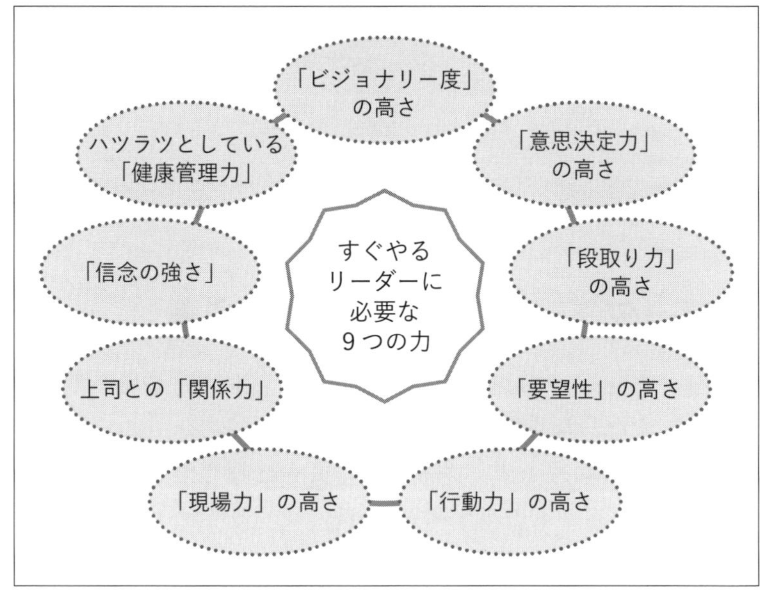

意義を認識し、自分自身が仕事のコンセプトを持って臨むということです。組織をけん引していくには、課題に追われるばかりでなく、俯瞰する能力、そして先見性が必要であると考えます。

また、リーダーは意思決定力があることも非常に重要だと考えます。意思決定をするには、情報を正しく収集し、予測できるリスクを踏まえつつアセスメントをする力が必要となります。アセスメントが的確であるほど、決断力も段取り力も行動力も高まります。従って、情報収集力の高さはリーダーの要素として必須なのではないかと考えます。

さらに、「信念の高さ」に関する能力は、信念を貫くあきらめない姿勢、やり抜く精神力であり、リーダーにとって重要なポイントとなります。（株）コーチ・エイ代表・鈴木義幸氏は、「変えるべきことを変えることのできる柔軟性、変えるべきでないことを絶対に変えない一徹さ、その両方を備えてこそ、初めて人の心を動かすことができる」と述べています。まさしく、納得できる名言です。看護管理者の皆さん、いかがでしょうか。私自身も教訓にしている言葉です。

私は、有言「即」実行型の人間だと人から言われます。即実行するためには決断が重要ポイントとなり、しっかりと他者の意見も取り入れる必要があると痛感しています。

また前出の鈴木義幸氏は、「困難な状況と思える事態に直面するときに、どのようにそれを乗り越えることができるかは、まさにリーダーが試される瞬間であり、不足事態が起こった時こそ真価が問われる」と述べています。

私はこの言葉にとても共感していますし、必然とそのような行動を起こしています。困ったときや困難にぶつかったときこそ私がやるべき仕事と思って、困難を楽しんでいる自分がいます。

さらに鈴木義幸氏は、「リーダーはエネルギーの高さが必要であり、この人と一緒にいれば燃えることができるというリーダーを求める」とも述べています。リーダーのモチベーションが部下に伝播するということでしょうか。やりたいことに突進する私ではありますが、部下が元気に仕事をするためには、私自身がさらにエネルギーを出して、中間管理者をけん引していくべきと感じています。

リーダーシップを発揮するために

リーダーシップに関する理論や書籍は山ほどありますが、ここでは皆さんのリーダーシップについて振り返っていただきます。

次頁の10の質問に対し、自己評価してみましょう。

さて、いくつ「YES」となったでしょうか。もちろん

リーダーシップが分かる10の質問

	リーダーシップ質問
1	チームの中で自分がやりたいことがはっきりしていて、そのことに想いを馳せるとワクワクする
2	他のメンバーが成し遂げたいことと、自分が達成したいことの接点を模索することに労を惜しんでいない
3	チームメンバーの力を集結してできる新しいことはないか、いつも考えている
4	チームを維持存続させるには、常に変化を起こさなければならないことを知っている
5	どのようなメンバーとも頻繁にコミュニケーションを図っている
6	メンバーに大きな要求をするができる
7	タイミングを逸せず決断することができる
8	人の心をつかむことができる
9	第三者的な視点で常に自分を観察し、自分が周囲に与えている影響を認識している
10	メンバーのフィードバックを真摯に受け止め、自身の行動の軌道修正に生かすことができる

「YES」が多いほどリーダーシップ力が高いということになります。しかし、あくまでも自己評価です。部下がどう思っているかと一致しているとは限りません。お互いがお互いに対して話し合うだけでも、意義があると思います。リーダーシップを高めるには、部下とのコミュニケーションが重要であり、一方通行ではなく、お互い分かり合えることがリーダーとして非常に大切なことと考えます。

「人」と「問題」を分離することが問題解決の鍵!!

さて、次はP. F. ドラッカーの登場です。

ドラッカーは、「変化はコントロールできない。できるのはその先頭に立つことだけである。チェンジ・リーダーとは機会としてとらえる者のことをいうが、このチェンジ・リーダーとなることが、あらゆる組織にとって21世紀の中心的な課題となる」と述べ、リーダーシップとマネジメントの重要性について触れています。

さらに、「マネジメントとは人間の心、すなわち良かれ悪しかれ人間の本質にかかわるものである」とも述べています。経営資源のうち、最も重要なのは「ヒト」であり、「ヒトこそ最大の資産である」というP.F.ドラッカーの名言は広く知られており、今までに幾度も触れてきました。

一方、「ヒト」が重要であることは理解していても、この当たり前のことに悩んだり、うまくいかないことが多いのが「人材管理」です。特に、敵対心を持った人と人との関係性を調整するのは困難を極めます。このような場合の私が考えるリーダーシップは、「人」と「問題」を分離し、お互いの目標や目的を明確にすること、共有することだと考えます。

その目標に乖離があれば、「なぜそうなのか」をとことん話し合う場を持ち、共通点を探し出して、お互いが協力できる接点を見いだすことを支援することにあると考えます。自分を優先に現状の問題だけを解決しようとすると、お互いが自分の意見を通そうとして衝突するのです。

部下に対するリーダーシップは、必要なときに必要に応じて行うものです。部下の課題を支援するには、その場面に応じた関わりを持ち、最終的には本人たちで解決できる道、自律への道を導き出すことが重要です。

看護管理者に必要な「情熱」

アメリカ・ハーバード大学名誉教授であり組織論・リーダーシップ論で著名なジョン・P. コッターは、「有能なリーダーは、人々を動機づける術に長けている。何よりも相手の価値観に訴えながら、組織のビジョンをはっきり伝えようとするため、仕事に対するロイヤリティを高める。事業環境が変化に満ちていればいるほど、リーダーは組織内の他の人々を啓発してリーダーシップを発揮する必要がある」として、P.F. ドラッカーと同様に、リーダーは変化対応のための役割があると同時に、変革・人を動かすためのコミュニケーションの在り方が重要であると述べています。

看護管理者のリーダーシップ発揮の場所はそこにあるといっても過言ではないかもしれません。

明治大学文学部教授の齋藤孝氏は、某テレビ番組でリーダーについてこう語っていました。「リーダーとは、チームメンバーの力を引き出せる人であり、良いチームをつくるには、共通のミッション・ビジョンがあることが重要。それらをもとに、明確な役割分担とバックアップがあること。リーダーには情熱が必要、決して一番であることが条件ではない。情熱は、空気を明るくし、人をやる気にさせる。人はチームで磨かれる」と。私には納得のいく言葉でした。

看護管理者は、決して一番である必要はないんです。専門看護師や認定看護師、特定行為研修修了看護師等のような深い知識やスキルを、うまく活用すればよいのです。マネジメントすること、部下をバックアップすること、組織をまとめることが仕事です。そのための学習と努力は必要であり、それこそがリーダーシップにつながる要素と私は考えます。

私自身も日々、学習を重ねています。まだまだ足りないとも思っていますし、部下と共に永遠に成長していきたいと思っています。本書を読んでいらっしゃる皆さんは、きっと向上心が高い方々と予測しています。一緒に頑張りましょう。

16. 組織力を高めよう

そもそも「組織」とは、何？

これまで、看護管理者の役割や人材育成、目標管理、業務管理、タイムマネジメント、リーダーシップ等について述べてきました。それら全てが組織力の向上につながるものと考えます。すなわち、組織の活性化には部署のトップとしての役割を発揮することが必須となります。看護管理者自身が目の前の「木」ばかりにとらわれるのではなく、組織としての「森」を整えるためにはどうあるべきかを考えたいと思います。

そもそも組織とは何か、さまざまな定義はありますが、ASCII.jp デジタル用語辞典は、「特定の目的を達成するために、専門的な役割を持った部門で構成されている集合体のこと」としています。また、組織均衡論を唱えたアメリカの経営学者であるチェスター・バーナードは、組織成立に必要な3要素として、

1. 共通の目的を持っていること『組織目的』
2. お互いに協力する意思を持っていること『貢献意欲』
3. 円滑なコミュニケーションが取れること『情報共有』

を提唱しており、これらの3つがそろって初めて組織が成立すると述べています。

さて、この3要素を用いて皆さんの組織を振り返ってみましょう。もちろん、病院や施設等であれば『組織目的』がな

ければ成り立ちません。では、自部署にとっての『組織目的』は明確でしょうか。自部署の方針や年度目標を立案されているところも多いとは思いますが、自部署の目的を尋ねられると意外に明確になっておらず、回答に困る方もいるかもしれません。

『貢献意欲』は個人のものですが、職場風土や上司からの個人への働き掛けに影響を受ける要素であり、簡単にコントロールできるものではありません。『情報共有』は、意図的な活動や行動がなければ成立しにくいものです。

すなわち、組織とはどんなに明確な組織目的があっても、組織を構成する人々が情報を共有し、協働して目標を達成しようとする意識を持つ集団でなければ強い組織にはなれないということになります。従って、組織を活性化するには、組織構成員の関係性が良好かということも重要ポイントになると私は考えます。

「遂行能力」×「戦略能力」

古田興司氏、平井孝志氏による『組織力を高める』（東洋経済新報社刊）によると、「組織力」を「自らを変革し結果を出していく力」と定義しています。また「『組織力』とは、『遂行能力』と『戦略能力』の掛け算である」、「組織力の差は、その組織に属する一人ひとりの小さな行動様式から生まれる」と述べています。さらに、「組織はまず、変化する顧客ニーズを見極め、自社が他社に対して優位性をもって何を提供できるのかを常に理解し、それに合わせて自らを変化させていかなければならない」とも述べています。

ビジネス界の視点から書かれているため、ぴんとこないかもしれませんが、医療界でも同じことがいえると思います。『遂行能力』は物事を着実に実行する力であり、病院であれば患者を中心として全ての職種が協働し、看護師は看護の専門職として職務を全うする行動力ということになります。『戦略能力』は、外部環境の変化に適応していく力ですので、看護部長はもちろんのこと、中間管理者としても欠かせない能力となります。組織の長は現状を把握・分析し、方針を明らかにして部下に伝達・浸透させる役割があります。つまり、戦略×実行はワンセットにならなければ組織力は高まらないのです。

信頼関係の構築には対話が必要

また古田興司氏らは、「経営者がこれをやろうと号令を出しても、マネジャーがそれを正しく理解し、実施に移していく力がなければ物事は前に進まない。最強の組織力をつくり、支えていく原動力はマネジャーにこそあり、強い組織と弱い組織を分ける分岐点は、組織に属するマネジャーの能力に大きく依存している」と述べています。これらの考えは、私自身がいつも強く感じていることです。

私自身が部長として「伝えたいことを相手が理解しやすいように伝えること」を心掛け、実践しているつもりでも、部下に伝える中間管理者それぞれが正しく理解できているとは限りません。情報を伝えることイコール伝わることではないのです。情報を伝えることイコール伝わることではないと思っています。そこには相手の「解釈」があるからです。解釈は、その人の知識や経験値、ナラティブ、立場、考え方等々によって違ってきます。ですから、戦略や方針を伝える部長の言葉、師長の言葉、主任の言葉、スタッフ同士の言葉と、人を介せば介すほど情報は曲がって伝わる可能性が高くなります。情報を文章に整理して伝えても、全ての人から100 %の理解が得られるとは限りません。

図１　管理者に必要な３要素

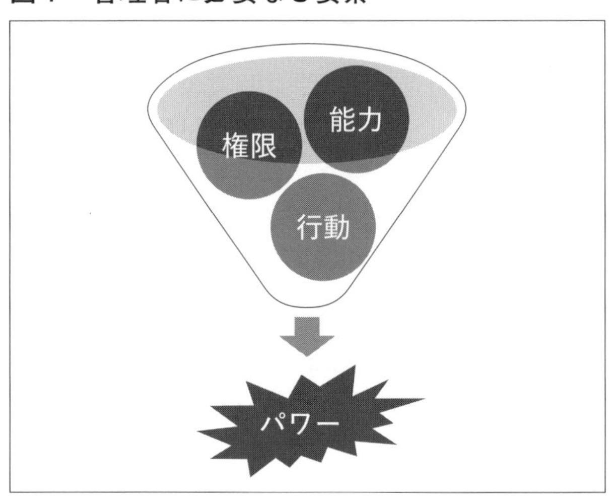

すなわち、組織を動かし組織力を高めるためには、主要な人材にプロセスから関わってもらうこと、また看護管理者が『重要』と判断する内容は、組織の一人ひとりに自分の言葉として語ることが重要です。

（株）コーチ・エイ代表・鈴木義幸氏は、「人を動かすことができる人は、けっして『対話』を先延ばしにしない」、「『対話』は業績を上げるために絶対に欠かせないもの」と述べています。対話の成果は、部下の個々のレベルでの動機づけによる遂行能力の向上と行動変容となり、組織強化につながることになります。その過程で欠かせないことは、やはり人と人の信頼関係ではないでしょうか。どのように素晴らしい戦略や方針でも、上司と部下の関係性が思わしくなければ、個々の行動を変えることは困難です。

とくに中間管理職は、上にも下にも横にも影響を与えられる組織の要であることから、さまざまな関係者との信頼関係の構築は必須となります。組織の要として、患者を目の前に関係者を動かすパワーを出せる看護管理者の立場（図1）を、私はとてもうらやましく思います。看護管理者職は、大変であるからこそ困難を乗り越えるためのやりがいもあり、達成感も大きいものです。組織の要である師長にやる気がなければ、部下にやる気を起こし、結果を出させることはあり得ないのです。

アンゾフの意思決定論

さて、組織マネジメントをするためにはさまざまな場面で判断を求められ、意思決定しなければなりません。戦略経営論で著名な米国の経営学者・イゴール・アンゾフは、意思決定を戦略的意思決定、管理的意思決定、業務的意思決定の3つの階層に区分しました（図2）。『戦略的意思決定』は、主に病院経営者、トップである戦略部隊が行う意思決定です。ただし、看護部に限定すれば、看護部長の職位はここになります。

『管理的意思決定』は主に計画部隊のミドルマネジメントとして行う意思決定です。トップマネジメントとして設定した方針を受け、自分が担当する部門においてそれを実現させるために組織目標を与えて実行するための意思決定の役割になります。この特徴は、戦略的意思決定と業務的意思決定の中間といわれています。

『業務的意思決定』は、主にローワーマネジメントとして主任職位が行う実行部隊の意思決定です。与えられた目標や業務の仕方を前提として、スケジュールの決定や実際の業務を遂行するための問題を対象に意思決定します。これらの階層は、必ずしも職制による意思決定を厳密に区分することはできません。しかし、ミドルもローワーも求められる意思決定のために、必要な情報を収集すること、正しい情報かを見

図2　アンゾフの意思決定論

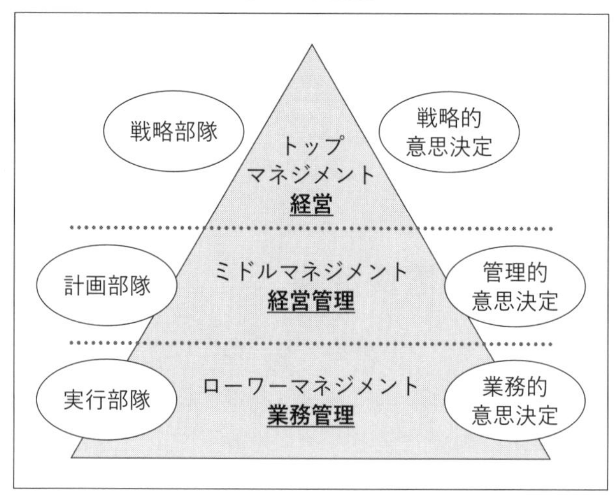

極める判断力も必要となります。

意思決定に求められる能力

多摩大学大学院教授・田坂広志氏は、意思決定のできるマネジャーになるためには、「意思決定に求められる3つの能力」を身に付ける必要があると述べています（図3）。分かりやすく言えば、「勘が鋭く、言葉に力があり、腹が据わっているマネジャー」とも書かれています。言葉では理解できても、全ての能力を高めるには少々努力が必要となります。

特に私自身は非常に大切にしている「直観力」ですが、直観力のみで決断するのは悩むところでしょう。直観力を高めるには、「感覚を磨く」のではなく、「論理を極める」ことによって身に付けることができると田坂広志氏は述べています。

また、説得力を身に付けるには、自分の「論理」を中心に語るのではなく、相手の「心理」が理解しやすいように語る

図３　意思決定に求められる３つの能力

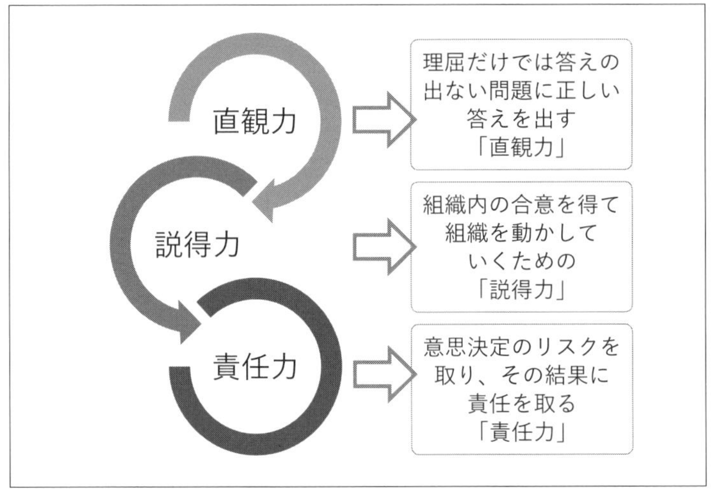

こと、とも書かれています。要は、「自分が何を語りたいか」ではなく、「相手が何を聞きたいか」を中心に語るということです。私自身も講義では、受講者が知りたいであろう内容を、理論と医療現場の実態を照合させて話をするようにしています。

さらに田坂広志氏は、さらにリスクへの責任力について「リスク・マネジメントにおいて最も重要なことは、緊急時に表に現れたリスクを回避することではなく、日常時に深く滞在しているリスクを排除していくこと」とも述べています。これら３つの能力を磨くことがマネジャーである看護管理者に求められています。

■

繰り返しになりますが、組織力を高めるには管理者の役割が非常に大きいということはいうまでもありません。かつ、部下一人ひとりが病院や自部署の組織にコミットすること、使命感を持つことが重要となります。組織に対してコミットメントを持つということは、組織の成長や組織の目指しているところと、個人が目指している理想との整合性を見いだしていくことに他なりません。

そして、組織の成長や部下の成長を喜び、使命感・達成感を共有することで、さらに組織へのコミットメントは高まっていくのです。各部署のトップと全ての部下は運命共同体です。一人ひとりが学習・成長することによって、組織も学習・成長するものと確信しています。

17. 多職種協働のマネジメントとは

超高齢社会ではチーム医療が不可欠

超高齢社会に突入した日本では、要介護高齢者への介護提供、地域・在宅医療への取り組み、医療費削減といった課題が生じる中で、多職種協働は必要不可欠なものです。多職種協働とは「質の高いケアを提供するために、異なった専門的背景を持つ専門職が、共有した目標に向けて共に働くこと」です。ポイントは『共有した目標に向けて』ということになると考えます。

近年のチーム医療では、医師、歯科医師、看護師、薬剤師、歯科衛生士、理学療法士、作業療法士、言語聴覚士、ソーシャルワーカー、栄養士、臨床検査技師、診療放射線技師、臨床工学士、看護補助者等、多くの職種のスタッフがそれぞれの専門的役割を果たしながら、患者の診療やケアに関わっていることが至極当たり前となっています（図1）。加えて医療安全管理者やメディエーター等、組織横断的な業務に当たる者も配置され、さらに病院事務職にも専門資格が求められるようになってきました。

半世紀前の医療機関では、これほど職種が拡大され、専門機能の分化と同時に協働することは想像できなかったかもしれません。十年ひと昔といわれてきましたが、社会の変化は時代とともに急速化していることを私自身も実感していま

図1　チーム医療のイメージ

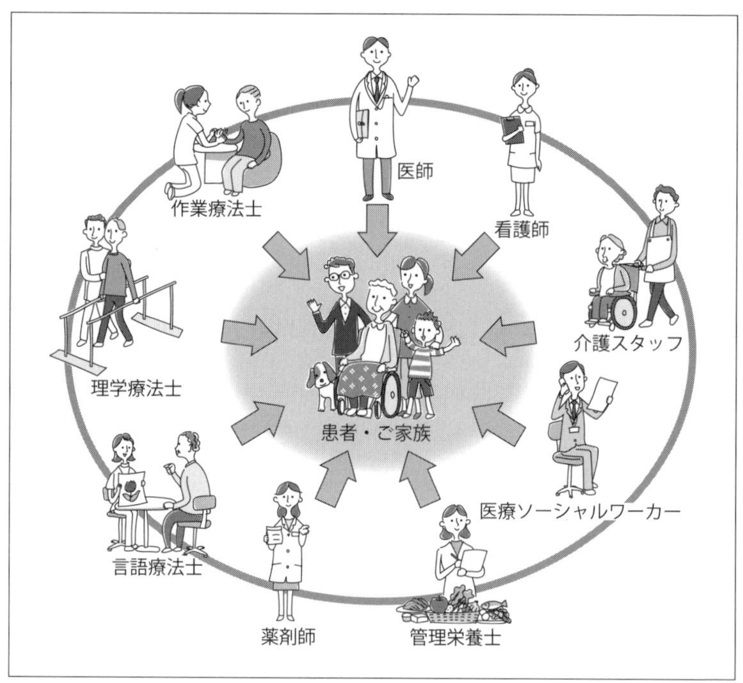

す。従って、医療機関も外部環境に合わせ、姿を変えざるを得なくなってきました。

看護師は「チーム医療のキーパーソン」

わが国における国民医療費増大や少子高齢化等による医療機関への影響は大きく、在院日数の短縮と地域につなぐ支援が求められています。すなわち、効率的かつ質の高い医療提供体制と、切れ目のない在宅医療・介護への地域包括ケアシステムを構築することが喫緊の課題となっています。そのための方策としてチーム医療、多職種協働・連携が欠かせないことは言うまでもありません。

チーム医療とは、「医療に従事する多種多様な医療スタッフが、各々の高い専門性を前提に、目的と情報を共有し、業務を分担しつつも互いに連携・補完し合い、患者の状況に的確に対応した医療を提供すること」と一般的に理解されています。そしてチーム医療がもたらす具体的な効果としては、

①疾病の早期発見・回復促進・重症化予防など医療・生活の質の向上、
②医療の効率性の向上による医療従事者の負担の軽減、
③医療の標準化・組織化を通じた医療安全の向上、等が期待されています。

従って患者を中心とした、より質の高い医療を実現するためには、一人ひとりの医療スタッフの専門性を高め、その専門性に委ねつつチーム医療をとおして再統合していく、といった発想の転換が必要となります。

■

そのような中、厚生労働省の「チーム医療の推進について」では、「看護師については、あらゆる医療現場において、診察・治療等に関連する業務から患者の療養生活の支援に至るまで幅広い業務を担い得ることから、いわば『チーム医療のキーパーソン』として患者や医師その他の医療スタッフから寄せられる期待は大きい」と述べられています。

看護師は患者の最も近くにいる存在として継続して関わることができることから、私自身もチームの中心的な役割を果たすべきものと考えます。

一方で、医療の高度化・複雑化に伴う業務の増大もあり、本来在るべき姿として看護師がチーム医療のキーパーソンとなっているかというと、厳しい側面があると感じています。多職種が専門性を活かし患者に関わっていることは分かっていても、イコール委任となり、病棟看護師と他の職種が協働に至っていないことも少なくありません。

多職種間の調整と部下の役割支援

また、それぞれのチームが縦割り医療になっていることも少なくありません。ある病棟の師長から「いろんな人たちが来て、いろいろと説明をしてくれる。でも同じようなことを聞かれ、その都度答えなくちゃならない。どうして同じ病院なのにそうなっているのか」という患者の言葉を聞きました。確かに、その気持ちにも共感できます。

電子カルテという媒体での共有はあっても、専門的視点が異なると情報収集が重複することもあるでしょう。その情報をどのように共有して協働していくか、1つの課題でもあります。

そこで、プライマリー看護師が中心となってチームと関わり、調整していくことがポイントとなると考えます。すなわち、チーム医療の推進に資するよう看護師の役割を発揮するためには、他の医療スタッフと十分な連携を図るとともに、調整する役割も求められているのです。

まさしく、24時間を通じて関わることができる看護師が、主体となって活躍する場なのです。そのためには、看護師の専門的な能力と時間を必要としますので、実際にはなかなか難しい場面もあることと思います。

そこで、その看護師たちを支えるのは、やはり看護管理者の重要な役割となります。とくにチーム医療の最終的なマネジメントは看護管理者にあります。

何でもかんでも看護管理者の役割？　と思う方もいるかもしれませんが、看護管理者は組織における最終責任者です。P.F ドラッカーのいうマネジメントとは、「第一は、組織に特有の使命、目的を果たすこと。第二は、仕事を通じて働く人たちを生かすこと。第三は、社会の問題について貢献する」とされています。

すなわち、「組織の人たちを生き生きとさせ、高度な成果を上げる」ことがマネジメントということになります。手となり足となって現場を動かすことではありません。

各職種の業務内容や責任の範囲、看護との関係が明確になっていない場合に調整に入るマネジメント、あるいは看護師個々の能力発揮の支援や能力の補完に関わるマネジメントです。

情報や方針の共有を図るためのコミュニケーション

チーム医療は複数の職種と人々から成り立つので、連携・協働のためにはコミュニケーションが不可欠な要素です。いずれにしてもコミュニケーションが全ての原点となり、その良しあしは関係性に影響します。

チーム医療において、どのような方針を持ち、各職種が何を行っているのか、今後どうしたいのか、お互いの領域を認識した上で、看護師は何をどこまで行うのかが明確になっていなければなりません。

従って、情報や方針を共有することが最重要となります。そのためにはタイミングよくコミュニケーションを持つこと、さらに交渉力も求められます。

例えば複数の職種との会議やカンファレンス等では、複雑な交渉を持つことにもなります。会議で行うグループ交渉は、各自が自分と利害関係を持つ人間が問題をどう解決するかというプロセスとなります。組織コンサルタントであり、ファシリティーションの専門家・堀公俊氏は会議の目的は大きく2つあると、述べています。1つは、より良い成果を生み出すことです。大勢の人が知恵を絞って結果を出し、合意を得るという成果はその会議のゴールとなるものです。一方で、成果だけが全てとはいえず、どんな話し合いをして成果にたどり着いたか、その過程が重要といわれます。

話し合いの前には事前の準備が重要

意思決定の過程に参加することで、結論の意味を正しく理解し、納得して受け入れようという気持ちが生まれます。納得できるプロセスで決まった結論であるから、結果にも納得できるのです。

前出の堀公俊氏は「自ら意思決定に参加できたことが、決定事項を実行する際のやる気につながり、これこそが会議のもう1つの狙い（目的）である」と述べています。従って、話し合いのプロセスにも準備が必要であり、結論の質や納得感を高める上でもとても重要なポイントとなります。自分が話し合いに参加せずに結論のみを聞いた場合と、議論を重ねるプロセスに関わった場合の結論とは納得感が違います。自分が納得していないプロセスで決まった結論は、心情的に受け入れにくいのです。

ということから、話し合いにはプロセスが重要となります。話し合いの一般的なプロセスは、問題解決型か、目標探索型となります（図2）。チーム医療の場合、患者を中心とした、チームや組織として抱える問題点は何か、問題を発見して課題を共有し、その原因を分析しつつ解決に向けて各職種が提案します。

課題解決に関しては、参加者それぞれが知恵を出し合い、協力することが不可欠です。最後は、いくつかの提案から取捨選択をして合意に導きます。

また、チームや組織が掲げる目標を共有し、方針や方向性を立案して、具体策を創造して実践に導き出すのが目標探索

図２　話し合いのプロセス

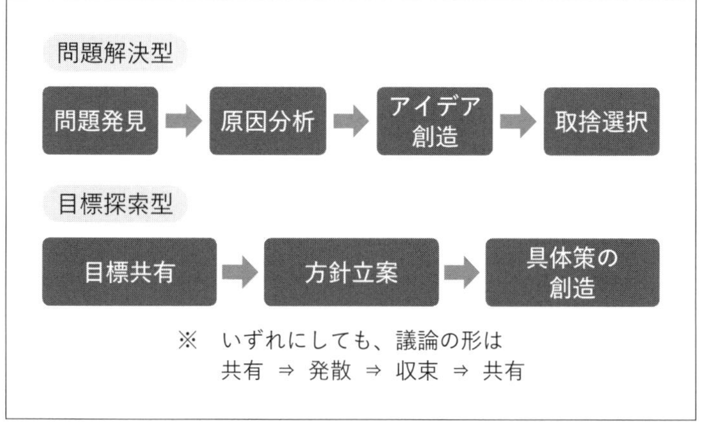

型です。

いずれにせよ、会議の目的や論点を明らかにし、議論の形は共有から発散、収束、共有というプロセスをたどります。会議の参加者がより多くの意見を発散し、活発な意見交換・討議ができて最終合意が得られれば、情報共有から現場へ浸透がしやすくなります。このような会議やカンファレンスに、看護師がどう関われるか、看護師への能力支援が看護管理者に求められます。

多職種協働を成功に導くためには、円滑なコミュニケーションが図れる、日常からのよい職場環境が原点になります。一方、いくら協力的な職場環境があっても、専門分野がおろそかな状態では多職種協働は成り立ちません。まずは専門職として知識・技術不足がないようベースを築いておくことが重要であり、看護師長は日々のOJTや自己研さんを援護していきましょう。

それでも他職種とうまくいかない場合、そこはマネジメントのプロとして師長の出番、困ったときこそ頼れる存在にな

図3　病院の看護師、看護管理者が地域包括ケアに取り組むべき5大ポイント

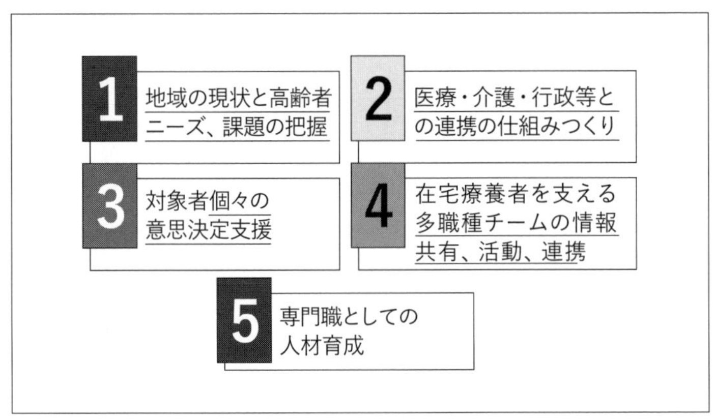

りたいですね。

最後に、これからの地域包括ケアシステム時代を見据えった、多職種協働における看護師の役割、そして看護管理者が取り組むべき5大ポイントを整理します（図3)。地域社会の大きな変化に対応するために現状を把握すること、その仕組み作りが必要です。また、対象者を生活者としてとらえてのニーズを把握し、多職種と共に入院中から在宅まで継続するチームアプローチがいま求められています。また、対象者はどう生きたいかという意思決定に沿えるようなかかわり、さらに専門職として地域にかかわる人材育成は必須になると考えられます。

とくに看護師は、地域においても病院や施設においても必要とされる職業です。「安心・安全な医療」は入院中だけのものではなく、看護師も学生時代から地域を見据えた教育を強化していくべきと考えます。

18. 経営参画と看護管理指標

看護管理者が経営に参画する時代

今だからこそ求められている、看護管理者の経営参画に関する話をします。

地域社会、日本の医療環境が大きく変化する中、看護サービス管理も変革期を迎えています。看護職を取り巻く医療環境として、急性期医療は医療の高度化、患者の重症化・高齢化、病態の複雑化、入退院の高速化等の変化が顕著となってきています。

また、慢性期医療においては急性期医療機関からの医療依存度の高い患者の受け入れ、退院先の受け入れ困難等の課題が生じています。これらの環境変化により、自施設においてどう生き残りをかけるか、永続させるためにはどうすべきか、看護管理者も自らが経営に参画することが必須の時代となりました。

すでに経営に貢献されている皆さんもいることでしょう。病院長や看護部長から求められ、必死に努力して成果を出している看護管理者の姿が目に浮かびます。上から命令された場合、結果を出すことのみがゴールであり、多方面からの経営課題に取り組むことはなかなか難しいですよね。一方で、自らがデータを分析し、課題を抽出して、計画的に部下を動かしながら結果を出されている看護管理者もいることでしょう。同じ結果であったとしても、その両者には質に大きな違いがあります。すなわち、自らの論理的思考能力や決断力、交渉力、実践力が功績の質の違いとなるわけです。私自身もまだまだ数値には弱いと感じており、看護の質向上、経営改善のために看護管理者たちと共に日々努力を重ねています。

経営戦略を再考し、マネジメントをしていくためには、データを集めるだけではうまくいきません。P. F. ドラッカーが、「測定できないものは管理できない」という名言を残しているように、数値で可視化し、職員に示すことが重要です。一方で、組織における全体的な課題をマクロ的視点から捉え、経営戦略や目標設定をすることも必須であり、さらにはミクロ的視点である指標の活用が一般的だと考えます。従って、まず全体像である組織分析について触れたいと思います。

現状の環境を捉えるSWOT分析

自施設を捉える内部環境と社会や政治等の外部環境はどう変化しているのか、将来を見据えた自施設の立ち位置を考えるに当たり、SWOT分析、クロス分析を紹介します（図1）。SWOT分析をどの組織で行うのか、部門や部署単位の分析なら同じ施設内でも他の組織は外部環境となりますが、ここでは施設全体として捉えた分析の話を進めます。

SWOT分析は、現状の環境分析ですので、多くの看護管理者が、実際にこのツールを活用したことがあるのではないでしょうか。

内部環境である「強み」は自施設の組織が得意とする優位な点、「弱み」は組織が不得意とすること、課題となっている点を挙げます。外部環境である「機会」は、組織の追い風となるようなマーケティングの魅力的な部分、「脅威」は組

図1　SWOT分析

内部環境分析 →組織風土 →経営資源 （ヒト・モノ・カネ・情報） ＊自分たちでコントロールできるもの	Strength（強み） 組織が得意とする部分
	Weakness（弱み） 組織が不得意とする部分
外部環境分析 →患者ニーズの変化 →医療情勢・制度改革 →社会情勢 →顧客、競合 ＊自分たちではコントロールできないもの	Opportunity（機会） 組織が優位に立つことができるマーケティングの魅力的な部分
	Threat（脅威） 放っておけば組織にとって不利な影響を与える環境変化

織の向かい風となり、放っておけば不利な影響を受ける内容となります。これらを整理するSWOT分析は、組織の人々で話し合うにはとても活用しやすい手法です。

一方で、それぞれが主観的、感覚的な議論に走りやすいため、注意が必要です。内部環境は、組織風土や経営資源等であり、運用方法や努力次第でコントロールできるものです。単純に「多い」、「少ない」ではなく、数値化されているものは数値を用いて議論します。予測ではなく、事実を整理します。

外部環境を分析するPEST分析

外部環境は、社会情勢や制度、人のニーズの変化等、組織に属する側ではコントロールできないものとなります。外部環境の分析ツールにはPEST分析がありますが、これはマクロ環境分析を行うマーケティングフレームワークとなります。

図２　医療における外部環境の考え方の一例

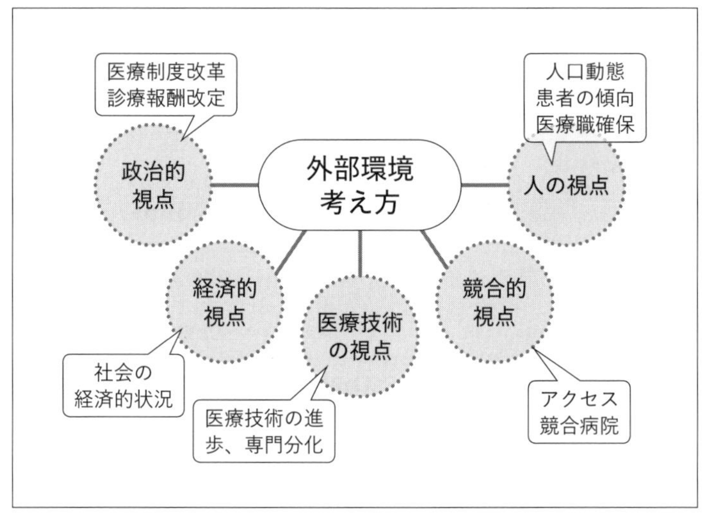

PEST分析は、①政治（Politics）、②経済（Economy）、③社会（Society）、④技術（Technology）に分けてマクロ環境要因を網羅的に洗い出せるフレームワークです。実は私がファシリテーターとして参加する「BSCワークショップ」では、この外部環境をなかなか捉えることができず、自施設の機会と脅威をそのまま整理してしまう場面をよく見かけます。そこで、医療施設の外部環境を捉えるイメージがしやすいよう私自身が考えたものを図２に示します。あくまでも外部の環境であり、それが自施設にとって「機会」となるプラス要素の内容なのか、マイナスとなる内容の「脅威」となるのかを振り分けます。

従って、例えば「診療報酬改定」をそのまま「脅威」とするのではなく、自施設ですでに取り組んでいる内容であれば、「機会」となる改定項目となり、全く手が付けられそうもない改定項目は「脅威」として振り分けます。判断基準は、自分たちの組織にとって良いか悪いかとなります。

クロス分析はミッション・ビジョンに基づく

次はクロス分析です（図3）。クロス分析とは、SWOT分析で明らかにした内部環境の強み・弱みと外部環境の機会・脅威をクロスさせて、今後どのような方向に進むべきかという方向性や課題を抽出・整理するためのツールです。SWOT分析は「今」の現状分析であり、クロス分析は「これから」を考える分析ですので、時間軸を変えて考えます。

ここでお伝えしたいのは、自施設のクロス分析をする際に重要なのは、ミッション・ビジョンの認識だということです。環境分析をする際に、ミッション・ビジョンのベクトルに向かっているかを確認する必要があります。ミッションは組織におけるあるべき姿（理念）ですのでほぼ不変ですが、ビジョンは3～5年後のなりたい姿ですので、分析の結果、必要に応じて再構築します。

“強み”と“機会”をクロスさせた方向性や経営課題を「積極的攻勢戦略」、“弱み”と“機会”をクロスし、弱点を克服すべく経営課題となる「弱点克服・転換」、“強み”と“脅威”をクロスし、脅威に際して強みで差をつける「差別化戦略」、“弱み”と“脅威”をクロスし、最悪な状態にならない

図3　クロス分析

		外部環境分析	
		機会　O	脅威　T
内部環境分析	強み S	機会に対して 強みを活用する O×S **積極的攻勢戦略**	脅威に際して、 強みで差をつける T×S **差別化戦略**
	弱み W	弱みを補強して 機会を捉える O×W **弱点克服・転換**	脅威が弱みに結び付く リスクを避ける T×W **業務改善または撤退**

ようにする経営課題は「業務改善または撤退」となります。SWOT 分析で整理された内容から、ミッション・ビジョンに向かい組織の人々と今後の経営課題をしっかりと協議します。組織内で意思を統一するためには、重要な作業です。

組織のパワーは看護管理者から

さて、クロス分析で経営課題が明らかになったら、次に優先順位を考えた戦略目標、アクションプランを立案していきます。当院はマネジメントツールとしてバランスト・スコアカード（BSC）を10年前から取り入れていますので、クロス分析後は二次元展開法を用いて優先順位を考え、戦略マップを策定してスコアカード作成、アクションプランの実行、という流れでPDCAを回しています。

中間管理者は、病院のミッション・ビジョンの策定に関わる機会は少ないとは思います。しかし、私はトップダウンの指示がどんなに素晴らしい経営戦略であっても、目標に向かうボトムアップのパワーがなければ組織は輝くことはできないと感じています。

そのボトムアップの中核・主軸となるのが部署を統括する看護管理者であり、スタッフを通じて成果を上げ、マネジメントをすることになります。現場の努力なしには成果は得られません。トップからの一方的な指示で動くのではなく、目標に向かった自らの発想で実行する努力がモチベーションとなると考えます。

スタッフが頑張っているアクションプランをどのように評価するのか、その尺度になるのがさまざまな管理指標となります。アメリカ・ミシガン大学教授であったドナ・ベディアンは、医療の質評価を「構造（structure）」、「過程（process）」、「結果（outcome）」という3つの視点から評価することを提唱しました。看護実践の内容は、どのような看護を提供したかというプロセスを重要な指標とし、そのプロセスの良しあしが看護実践の結果とつながります。

データを意識的に活用する

看護部は、数多くの指標やデータを有しています。しかし、あまりにも膨大であり、データとしての認識や分析ができなかったり、活用できなかったりという現状ではないでしょうか。

あらためて看護部が有しているデータを振り返り整理してみると、直接経営に関するもの、医療や看護の質に関するもの、患者・家族・地域という顧客サービス、職員に関する労務管理やWLBに関するもの等、さまざまな角度からデータとして現状を捉えることができます。

これらのデータをいかに意識的に集計・分析し、活用するかが重要であり、看護管理者の手腕にかかっています。医療や看護の質の向上を目標に掲げても、それを表す客観的なデータがなければ、良くなったのか、あるいは変わらないのかも評価できません。とくに目標管理にはデータ分析が不可欠です。

また病院は人間相手という背景から、客観的にデータとして表せないものもあり、主観的なデータとして多面性・多様性へと広がる評価もあります。

さてここで、看護管理指標のいくつかの例を、BSCの4つの視点から紹介します(図4)。これらの看護管理指標は、目標と成果を比較し、PDCAサイクルを回すために活用していきます。

いずれにしても、医療や看護の質の向上は経営の質にも影響すると考えます。トップダウンにより、経営に執着せざる

図4　BSCで活用する看護管理指標の例

学習と成長の視点	業務プロセスの視点	顧客の視点	財務の視点
認定・専門分野取得数 特定行為研修受講数 ラダー合格人数 研修会開催数 研修会参加率 自主研修参加数 研修会後の課題評価 看護研究取り組み件数 学会発表件数 院内講義件数 院外講義件数	アクシデント発生率 患者誤認件数 褥瘡発生率 転倒転落件数 身体抑制率 身体抑制解除率 薬剤事故件数 パス作成、使用率 認知症スクリーニング率 認知症看護計画立案率 退院支援計画立案件数 カンファレンス件数 薬剤指導件数 マニュアル作成数 業務改善件数 救急受け入れ件数	【患者の視点】 患者満足度 ・接遇、対応 ・ケアの質 ・環境 ・説明 外来待ち時間 検査待ち時間 クレーム発生件数 【職員の視点】 職員満足度 職員離職率 年休消化率 超過勤務時間 目標達成度	診療報酬加算取得状況 病床利用率 平均在院日数 病床回転率 入院患者数 外来患者数 入院単価 外来単価 医業収益 事業費用

を得ない場面も全くないとはいえませんが、最終的には質向上の努力が経営に結びつくと確信しています。部署の看護管理者のみでは到底できるものではありません。部下を巻き込み、部下の「やりがい」につなげたいものです。

19. 最大の仕事は人材育成

看護管理者にとって最大の仕事は「人材育成」といえるでしょう。部長である私の立場においては、常日ごろから「中間管理者の人材育成」が最重要課題と捉えています。

「気づき」を促す関わりをタイミングよく

私は以前、人材育成コンサルタント・ふくだ友子氏の『人生を好転させる魔法の言葉』（PHP 研究所刊）をテーマにした講演をお聞きし、とても元気になったことを覚えています。

ふくだ友子氏は著書の中で、「人は皆『できる』と『できない』の両方を併せ持っています。『できる』ことに感謝をし、さらに磨きをかけ、それを生かし切ること。すると、自信に満ちあふれた『顔』になっていきます。そして『できない』を決して諦めないことが大切。少しの努力と新たな工夫をしてみましょう。失敗することにより、知恵を絞り、工夫する。このとき、人は気付き、成長するのです。もっともっと自分を輝かせるために、『気付き』のスイッチを一緒に探しましょう（中略あり）」と、気づきの大切さを述べています。私は、とても納得しました。

人は自分自身は「できること」、「できないこと」を何となく分かっていますが、そこから努力すべき点に気づくこと、決めること自体が、ステップアップには重要な要素となりま

図1　子育て四訓

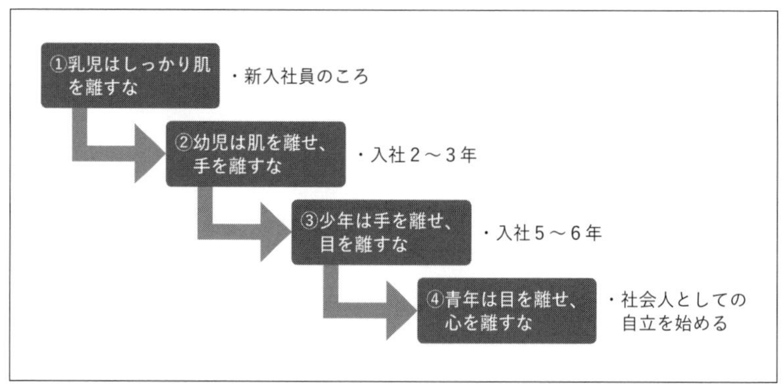

す。

その気づきを引き出すことが、上司の役割になると考えます。部下は煩雑な日常業務の中、安全かつ効率的に業務をこなすことに集中しており、ゆっくりと内省する余裕がありません。部下に対し、タイミングよく考えさせる、褒める、叱る行為が、本人にとっての気づきを生む一歩となります。

昨今、価値観は多様化し、国民の権利意識も高まり、良くも悪くも自己主張が強くなっています。医療界、看護界も同様の傾向で、自分を中心に考え、全てを誰かのせいにする、うまくいかないのは周りが悪いと捉える人が増えている気がします。自己中心的に物事を考えることは、悪いことではありませんが、部下が相手に不快や迷惑をかけていることに関しては、タイミングよく指導をする必要があります。意外と他人から指摘を受けた時には傷つく一方、自分が相手にしていることには気がつかないことも多いのです。

言いにくいことも言わなくてはならないのが上司、であれば本人がリフレクションできるよう、1対1でじっくりと向き合うべきです。ふくだ友子氏は、「子育て四訓」と人材育成には共通点があると述べています（図1）。

もちろん個人差はありますが、子育て四訓は成長曲線に合わせた支援指針であると思います。すなわち、部下がどのような段階にあり、今はどのような状態なのかを理解していないと、このような関わり方はできません。個々の能力やニーズに合った部下の育成は、自分を成長させることにもつながりますね。

研修の成果は「行動変容」

さて、人を育てるための基本的な話になりますが、人材育成には一般的な集合教育であるOff-JT、現場におけるOJT、そして自己啓発の3つがあります。

OJTの代表的な場面に、新人教育があります。厚生労働省の「新人看護職員研修ガイドライン」を受け、ほとんどの病院で新人教育は習熟度によるプログラムを企画していることと思います。

これらは行動目標も具体的であることから直接評価がしやすく、次の目標も立てやすいというメリットがあります。一方、指導体制や指導能力が問われますので、部署や指導者による格差が生じるというデメリットもあります。OJTのプロセスは経験から得られる学習となりますが、経験学習の意義については後述します。

Off-JTはOJTだけでは習得できない知識や技術、理論を学ぶ研修です。クリニカルラダーを取り入れている病院が多いと思いますが、看護実践能力を上げるため、そして看護の質を向上させるための研修をどう企画していくか、教育に関わる担当者は四苦八苦していることでしょう。

クリニカルラダーは、レベルごとの目標、行動目標が示されており、共通の視点で評価できます。一方、クリニカルラダーに限らず一般的な研修の評価をどう捉えるか、当院でも

図２　研修効果の測定方法「カークパトリックモデル」

レベル	定義	測定内容と項目	測定のポイント
1	Reaction（反応）	受講者の理解度	◆定量化するための基準を明確にする ◆受講者の意見や感想を研修直後に測定する
2	Learning（学習）	受講者の知識、スキルの習得度	◆研修前後の知識・スキルを測定する ◆受講者と非受講者を比較する ◆テストやロールプレイングをする
3	Behavior（行動）	受講者の職場での活用度、行動の変化	◆受講者・上司・部下からのヒアリング ◆受講者と非受講者を比較する ◆測定の期間を設けて、数回に分けて観察する
4	Business Results（結果）	受講者の行動の変容によるビジネスや組織への好影響	◆受講者と非受講者を比較する ◆業績に表れる期間をある程度設ける ◆費用対効果を算出する

さまざまな研修後の評価ができていない現状があります。

研修の効果測定方法で最も代表的なものに、「カークパトリックモデル」があります。カークパトリックモデルとは、アメリカの経営学者であるカーク・パトリックが提案した教育の評価法モデルで、研修効果の測定レベルを４段階で評価する理論です（図２）。

研修によっては、レベル３以降を測定する必要がないものもありますが、研修目的や狙いに合わせて、研修企画の段階から、いつ、何を、どれだけ測定するのかを決めておくべきですね。学習したことは、やはり行動変容をもたらさなくては意味がないと私は思います。

学んだらアウトプットを

経験学習の意義について理論学者アルベルト・アインシュタインは、「何かを学ぶためには、自分で体験する以上にいい方法はない」との名言を残しています。すなわち、人は直接的な経験を通じて成長すると述べています。さらに、「人の価値とは、その人が得たものではなく、その人が与えたもので測られる」とも述べており、私は患者自身が、アウトカムとなる医療や看護はそのものずばりの教訓になると考えます。

いくら学習を積んで知識を得ても、アウトプットがされなければ何の意味も持ちません。専門職は一生学習が必要だからと、必死に研修を受けまくる看護師も少なからずいるのではないでしょうか。学習意欲が高いことはとても良いのですが、自己満足に終わってしまっては意味がありません。アウトプット自体が思考力を高める機会となり、経験学習となるのです。

部下に考えさせる

北海道大学教授・松尾睦氏は著書『経験からの学習』（同文舘出版刊）の中で、「人間は、経験を通して、自己の知識・スキル・信念を変容させるが、この変容の過程が学習である（中略）。経験と学習は同義ではない。なぜなら、経験をしても知識が変容しないケースもあるからである」と述べています（図3）。

従って、部下の経験をどう学習として転換させるかがポイントとなります。そのためには、考える習慣を身に付けさせることが必要と考えます。

最近は、「何も考えていない指示待ちのスタッフが増え

図3　概念間の関係

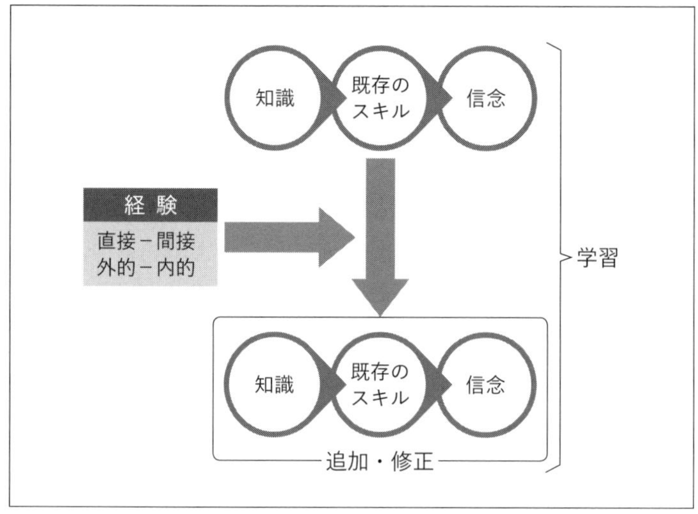

た」、「マニュアルどおりにしかできない」というような声もちらほらと聞こえてきます。部下に特化したことではなく看護管理者自身にもいえ、しっかりと考える判断能力に優れた看護管理者は、部下からの信頼も厚くなります。

考えることが苦手な部下に対し、「自分はどう思っているのか」、「どうしようと思っているのか」、「なぜそのような行動をしたのか」をタイミングよく尋ねましょう。そして、最後まで耳を傾けて聞き取ることです。

部下の行動の裏には、何かしらの想いがあるはずです。その想いを引き出して受け止め、そこで初めて師長の考えも伝える、このサイクルが経験学習につながると考えます。

日常業務の中で、このような関わりができていますか？意外とできていないことが多いのではないでしょうか。ケアの直接指導に携わることが少ないと思います。であるなら、「考えさせること」に積極的に関わりましょう。それがOJT

です。「判断力」を身に着けるためには、「思考力」を磨く必要があります。

前出の松尾睦氏は、経験からの学習能力のまとめとして4点を挙げています。

●自分の能力に対する自信（楽観性、自尊心）
●学習機会を追い求める姿勢（好奇心）
●挑戦する姿勢（リスクテイキング）
●柔軟性（批判にオープン、フィードバックの活用）

すなわち、自分の能力に対して自信を持ち、学習機会を追い求め、リスクを顧みず挑戦し、状況に応じて柔軟に自分の行動や考え方を変えることができる人ほど、経験から学習するといえるとも述べています。

上司は、部下に対してこのような内的動機づけの環境づくりへの支援が必要になります。

この学習経験は、「個」のレベルで終わるのではなく、組織貢献ができるような部下として育成したいものです。まずは、看護管理者自身が元気でないとそのような支援はできません。私自身はいつも学習したい、挑戦したいと意欲満々なのですが、看護管理者を元気にしているかというと、まだまだ課題が残ります。

私自身も「内的動機づけができる部長であり続けたい」という信念を持って頑張りたいと思います。

20. すべてはコミュニケーションから

信頼関係の基盤はコミュニケーション

「たかが人生、されど人生」、どこかで耳にする言葉ですが、人間は多くの人と出会い、さまざまなコミュニケーションを通じて人生を築いていきます。「人生」を論点にするとちょっと大きすぎるかもしれませんが、人は１人では生きていけません。

看護職は仕事そのものが人との関わりですが、どんな人でも日常生活上、どこかで誰かと何らかの接点がありますよね。そこには、コミュニケーションという手段が必須となります。たとえ人工知能（artificial intelligence、AI）が発展しても、最終的に人間関係においてコミュニケーションが消滅してしまうことはあり得ません。

コミュニケーションのあり方次第で、楽しく明るい気分になったり、相手の傲慢な態度に感情的になったり、自分の意見が通らないことに腹を立てたりするのは、誰もが経験していることです。

私自身、コミュニケーションは、たった一言で人間関係が変わるほど重要なものと感じています。すなわち、普段から信頼関係ができている人であっても、何かしら裏切られるような言葉を耳にすると、それだけで関係性が崩れてしまうリスクもはらんでいるということです。

ちょっと前になりますが、あるタレントの謝罪会見で「もし、また戻る場所がそこにあるなら戻りたい」と本音を発言したことに、多くの中傷がありました。それは仲間との関係性が構築できていたからこそ出た言葉かもしれませんが、たった一言が決定的なダメージになってしまいました。

その他、政治家等も不適切発言が起因となり辞職になることもあります。「たかがコミュニケーション、されどコミュニケーション」、良くも悪くもコミュニケーションにはかなりの威力があるようです。

コミュニケーション力は患者満足度に影響

さて、医療現場に話を移しましょう。医療は「患者中心」とされ、病院指標として患者満足度を調査しているところが多いと思います。「患者満足度にもっとも大きな影響を与えるのは、患者とのコミュニケーションのあり方だった」と医療マーケティング会社・スナッジ・ラボ代表の前田泉氏は述べています。

特に、医師とのコミュニケーションの良し悪し、すなわち医師の「聞く姿勢」、「説明の分かりやすさ」が最も影響が大きいということです。「聞く姿勢」は、open クエッションにより患者情報を収集し、同時にニーズを捉える機会となります。

患者はもちろんのこと、人のニーズを捉えることは、相手との関係性を築くためにとても重要な要素です。診療の質を上げるためには、医師が直接ニーズを捉える行動を取ることに意義があります。

従って、患者との良好なコミュニケーションによる診療サービスの質改善によって、患者のロイヤルティが高まります。それが継続受診や他者への紹介という行動につながって

図1　コミュニケーションサイクル

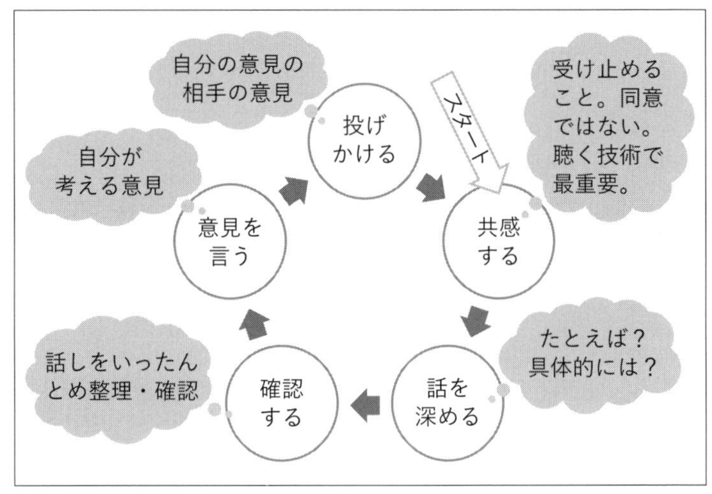

いきます。

一方、患者満足度への影響は、医師とのコミュニケーションに限られたことではありません。他の職員の態度や行動も関わります。

とくに看護師は、患者を心理的・社会的側面からも捉えることのできる存在であり、それ故に患者満足度を左右します。そこで重要となるのが、まずは相手を知ろうとする姿勢であり、「傾聴すること」、「共感すること」から始まるコミュニケーションサイクルを回すことです（図1）。

その中でも最もポイントとなるのは「共感」にあり、話を受け止めることは相手に心地よさを感じさせます（図2）。

「傾聴すること」、「共感すること」というコミュニケーションサイクルから対象を理解することが重要です。

コミュニケーションのゴールは、お互いが通じ合うことです。まずは相手を理解するために共感し、話を深め、深めた内容をこちらから確認し、そこから自分の考えを述べ、双方

図2　共感的に話を聴くとは

聴き方	特　徴
解釈的	自分の枠組みで相手の主張を都合の良いように解釈して、自分ひとりで納得する聴き方
分析的	主張の曖昧な部分の意味を確かめたり、理由（根拠）に思いをはせる聴き方
評価的	主張に込められた事実関係や評価判断に対して、正しいのか間違ってるのかを考える聴き方
同情的	「かわいそうに」「お気の毒に」と上から下を見る感覚で相手の感情を受け止める聴き方
共感的	相手の言うことを、ありのままに（同じ目線で）受け止め、評価も判断もしない聴き方

向の会話になる流れが通じ合うフローです。

ここで勘違いしやすいのは、共感と同意です。共感はありのままに受け止めることで、聞く技術で最も重要とされます。相手の話をじっくり聞けるからこそ、相手を理解し、その人に合わせたコミュニケーションができるのです。

「質の高いコミュニケーションに必要なのは、心を開くこと。オープンに相手のことを受け入れる姿勢」とコミュニケーションエナジー代表・湯ノ口弘二氏は述べています。そして「まず心を開いて、相手の存在を受け入れる。相手がいいたいこと、相手が抱いている感情を受け入れる。そのうえで自分が伝えたいことを伝える。こうした姿勢が、コミュニケーションを高める」と、相手と向き合うことの大切さを語っています。

皆さんも日常の会話、患者との会話、部下との会話を振り返ってみましょう。忙しいときほど、このサイクルが回っていないと推測されます。私自身もそうですから。しかし、どんなに忙しくても、相手や場面によっては必ず共感から始まるコミュニケーションサイクルを回すべきだと考えます。

関係性の質を上げること

病院組織は、進歩する医療技術に伴い、医療の質向上を求められますが、そのためにはマネジメントが必要となります。マネジメントでは、経営の質も踏まえた組織存続のための成功循環を回さなければなりません。

マサチューセッツ工科大学教授・ダニエル・キムが、提唱した組織の成功循環モデルは、組織が成果を上げたり、成功に向かって進んでいくために、重要視しなければならないポイントを示唆してくれるモデル（理論・考え方）です。循環モデルには、グッドサイクルとバッドサイクルがあり、組織のマネジメントにも非常に役に立ちます（図3）。

バッドサイクルは、結果だけを求め、「結果の質」を向上させようとすることから始めるものです。しかし、なかなか成果が上がらず「結果の質」が低下すると、対立や押し付け、命令が横行するようになり、「関係の質」が低下します。

「関係の質」が悪化すると、メンバーは考えることをやめ、受け身になってしまい、仕事がつまらないと感じて「思考の質」が低下します。受け身なので当然、自発的・積極的に行動しなくなり、「行動の質」が低下して成果が上がらなくなります。つまり、「結果の質」がさらに低下するのです。

一方で、グッドサイクルは、「関係の質」を高めるところから始めます。「関係の質」を高めるとは、相互理解を深め、お互いを尊重し、一緒に考えることです。私自身、相互理解のためには、コミュニケーションの質が大きく左右すると考えます。

理解を深める対話により、メンバーは自ら気付きが生まれ、「思考の質」が向上します。自分で考え、自発的に行動するようになり、「行動の質」が向上します。その結果とし

図3　組織の成功循環モデル

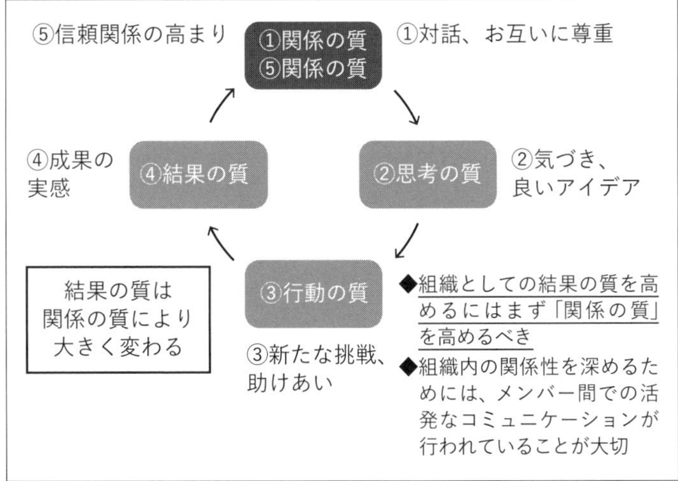

て「結果の質」が向上し、成果が得られ、信頼関係が高まり、「関係の質」がさらに向上するといわれています。

「結果の質」だけを求めていると、部下との信頼関係を築けず、どんなに努力しても組織として結果を出せない状況になります。前出のダニエル・キムの成功循環モデルで着目すべきポイントは、「組織としての結果の質を高めるためには、まず『関係性の質』を高めるべきである」と説いたところにあります。

関係性の質を高めた組織では、チームメンバーがより能動的にアイデアを出し、ほかのメンバーから出されたアイデアに対しても前向きな意見を述べるようになり、チームとしての思考の質が高まります。

高い質の思考は行動の質につながり、結果の質の高さへとつなげることができます。これら関係性を築くための原点は、より良いコミュニケーションであると考えます。さらに組織内の関係性を深めるためには、組織内メンバー間同士での活発なコミュニケーションが取られていることが重要となります。

組織が良くなることで業績が上がる、業績が上がることで組織がさらに良くなる、という理想的なグッドサイクルを回すこと、それは「関係性の質の向上」がキーとなります。

相手に伝わるコミュニケーション

最近は、直接面と向かって話をするコミュニケーションが苦手といわれる人たちが増えているように感じます。コミュニケーションは多様化しています。

Twitter、Instagram、Facebook 等の SNS も、コミュニケーションの手段であることには違いありません。むしろ、ネットを通じた「絆」によってコミュニケーションの幅を大きく広げている人もみられるようになってきました。

一方、電子化されたコミュニケーションは誤解が生じやすいというリスクもあります。そこでは相手の表情が見えず、言葉そのものから判断し、自分の枠組みの中から解釈するからです。従って、自分から「正しく伝える力」もコミュニケーションにはとても重要です。

電子的コミュニケーションに限られたことではありません。相手に理解してもらうためには、まず結論から述べ、その理由を説明するという順番で話すことで相手は聞く耳を持ちます。相手の話が長くなればなるほど、何を言いたいのか分からないという経験をしたことはありませんか？

まさにそのとおり、相手もあなたに対して、そう思う場面があったかもしれません（図4）。

「相手が知りたいと思っている論点、自分が言いたいことは何かの論点をはっきりとさせ、意見と根拠を述べることが最も伝わる手段です。説得力は根拠である『なぜ』の部分に

図4 相手が「わかる」ように伝える

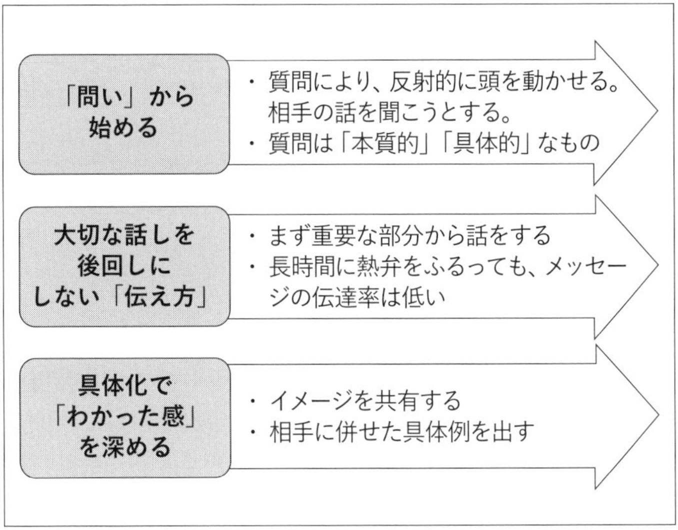

「問い」から始める	・質問により、反射的に頭を動かせる。相手の話を聞こうとする。 ・質問は「本質的」「具体的」なもの
大切な話しを後回しにしない「伝え方」	・まず重要な部分から話をする ・長時間に熱弁をふるっても、メッセージの伝達率は低い
具体化で「わかった感」を深める	・イメージを共有する ・相手に併せた具体例を出す

かかっている」と、コミュニケーションインストラクター・山田ズーニ氏は述べています。

いずれにしても、いつでもどこでもできるコミュニケーションだからこそ、人と人を結び付けるか、引き離してしまうか、その後の関係性に大きく関与します。看護管理者自身の部下に対する言葉は、良くも悪くも重いものです。

部下を一人ひとりよく見て語り合うことは、組織力を高めるためにとても重要です。管理者としての宿命であり、部長の私はしっかりと支えていかなければと強く感じています。

皆さんと共に頑張りたいと思います。

21. すてきな看護管理者になるために

挑戦する力と継続する力

人は、何かを始めるときにはエネルギーやパワーを必要とします。私はチャレンジする機会が多く、パワー全開で困難に挑むことが大好きです。いくつになっても挑戦は可能ですし、その努力があればこそ人は成長し続けると確信しています。パワーはもらうものではなく、自分が出すことで元気になるのです。

一方で、継続することには根気がいります。

私は、この継続こそが本来の「管理」であると考え、『継続は力なり』という言葉をかみしめています。

この名言は、浄土宗の宗教家である住岡夜晃氏の「讃嘆(さんだん)の詩(うた)」の一部から抽出されたもので、「どんなことでも継続し続けていくことが成功の重要な要因」という意味で使われます。

継続することは最初のエネルギーとはまた違い、忍耐力、熱意、目標に向かって突き進むパワーが必要になります。

すてきな看護管理者とは？

私は認定看護管理者教育課程ファーストレベルやセカンドレベルの講師を務めていますが、3～4年前から講義の後半にこのようなタイトルで、ワールドカフェを用いたグループワークを行っています。

ファーストレベル受講者は、おおよそスタッフ3割、主任5割、師長2割程度、セカンドは師長が多く受講していますが、いずれも理想とする看護管理者像にはブレがなく、以下のような討議結果が模造紙に描かれています。

◆責任感があり、部下を守ってくれる人
◆愛がいっぱい、包容力がある人
◆判断力、決断力、交渉力に優れる人
◆有言実行ができる人
◆コミュニケーション能力が高く、部下を理解してくれる人
◆相手と同じ視点に立って、ちゃんと話が聞ける人
◆平等、かつ気分にむらがない人
◆自分の信念を持ち軸がぶれない半面、柔軟性を持ち合わせる人
◆どんなこともポジティブに考え、困難に挑む人
◆情熱とユーモアセンスがあふれる人
◆目標を持ち、自ら積極的に学ぶ姿勢がある人
◆部下を認め、育成のために苦労を惜しまない人
◆自分の悪いことは悪いと素直に認められる人
◆組織をうまくまとめられる人
◆タイムマネジメントがうまくできる人

おおよそこのようなことが意見として出ていました。

ワールドカフェでは、受講者自身がとても生き生きと意見を述べ合います。討議結果を振り返ってみますと、「看護師としての専門能力に卓越した人」という、専門的な業務遂行能力は1つも出ていませんでした。

看護管理者に重要なヒューマン・スキル

次図は、アメリカの経営学者ロバート・L・カッツが1950年代に提唱した階層別能力要件の考え方です。ロバート・Lカッツは、マネジャーに必要とされる能力を「テクニカル・スキル（業務遂行能力）」、「ヒューマン・スキル（対人関係能力）」、「コンセプチュアル・スキル（概念化能力）」の3つに分類しました。

業務上必要となる知識や技術といった要素が「テクニカル・スキル」です。

「ヒューマン・スキル」とは、目的達成のために相手や集団に働き掛け、相互作用していく能力といえます。「ヒューマン・スキル」は広い概念であり、リーダーシップやコミュニケーション、ファシリテーションや交渉力、人間関係調整力等のスキルとなります。このスキルはすべてに必要とされるスキルです。「コンセプチュアル・スキル」は、「複雑なものごとの状況や構造などを、俯瞰的・体系的に捉えて概念化することで、本質を見極めて対応する能力」といわれます。

図にもあるように、トップ・マネジメントに近づくほど「コンセプチュアル・スキル」が求められ、ロワー・マネジメントであるほど、「テクニカル・スキル」が求められることになります。

注目したいのは、前述した認定看護管理者教育課程におけるワールドカフェでは、参加者が思い描いたすてきな看護管理者の要素は、ほとんどが「ヒューマン・スキル」で占められていたことです。

部下を育成し、マネジメントを展開していくには必須のスキルで、これに長けた看護管理者を魅力的に捉えているという現実を表しています。「ヒューマン・スキル」は、どの段

ロバート・L・カッツの階層別能力要件

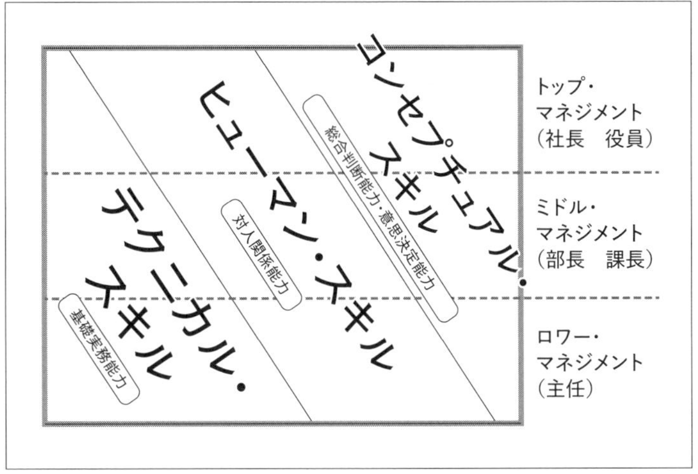

階における管理者の立場でも必要であることを示していますし、最も重要な要素であるといっても過言ではありません。

「ヒューマン・スキル」は、マネジメントする側が生涯、継続して習得に取り組むべきスキルともいえます。

つまり、「ヒューマン・スキル」が高いことが、魅力ある看護管理者、すてきな看護管理者として部下から信頼される要件であるといえます。

従ってチームメンバーとの信頼関係構築のために、組織をまとめる看護管理者は、リーダーとして部下に寄り添い、部下の成長を支援することが重要な役割となります。

（株）コーチ・エイ代表・鈴木義幸氏は、「リーダーとして困難な状況と思える事態に直面したときに、どのようにそれを乗り越えることができるかは、まさにリーダーが試される瞬間。異常時の対応は周りの人間の印象に克明に刻まれる。不測の事態が起こったときこそ真価が問われる」と述べています。

私も、「常に師長がいないと動かない病棟ではだめ。いなくても動くような自立した組織にすること。主任にも権限委譲すること。ただし、ピンチのときだけは師長の出番。師長がしっかりと対応することで組織は統率される」と、師長たちによく話しています。

コンセプチュアル・スキルを磨き、活きた組織をつくる

しかし、「ヒューマン・スキル」に卓越しているだけでは、管理者の責務を果たしているとはいえません。看護管理者は上位に行くほど必要な「コンセプチュアル・スキル」を磨く必要があります。概念化能力、本質を見極めて対応する能力は、自ら学習すること、経験値を高めることが求められます。

看護管理学の研究者であるギリーズ D.A は、看護管理者の仕事を、「最も有効で可能なケアを患者およびその家族の人々に与えるために、計画し、組織化し、指示を与え、そして入手できる財政的・物質的・人的資源を統制することである」と定義しています。

経営資源のうち、最も重要な資源は「人」であることを何回も申し上げてきました。組織は2人以上の集まりであり、集団である組織が協力体制、協働体制をつくり上げるためには、最低でも「共通の目標」、「意思伝達」、「協働の意欲」の3つが必要です。

組織とは「目標達成集団」であり、「役割分担集団」であるともいえます。すなわち、機能する生きた組織にできるか否かは、看護管理者の役割が非常に大きいのです。私は看護管理者が変われば病院が変わると、常日ごろから感じています。

時間はすべてに関わる

部下の成長を願うのなら、部下自身が「気づき」がなければ変化はおこりません。この「気づくこと」、そしてその行動を支援することが看護管理者の腕の見せ所です。

繰返しになりますが、P.F. ドラッカーの「時間を管理できなければ、何も管理できない」という言葉を重く受け止めています。時間管理は究極の人生管理だと考えています。

講義や講演を重ねる中、多くの方と出会い、「時間は自分だけのものではない」と強く思うようになりました。人は生きている中で何人の人と出会えるでしょう。どのくらいの時間、人と関わっているのでしょう。その中で出会いに感謝する時間はどのくらいあったでしょうか。

看護師という専門職として、患者・家族との出会いや関わりは人生の中では本当に短いものかもしれません。しかし、その短い時間に一人ひとりに看護のプロとして援助をすることができているでしょうか。

私自身のスタッフ時代を思い起こしても、心からできていたとはいえないような気がします。「もっとこうすればよかった」と思うことばかりです。

では、主任や師長という中間管理職となり、部下と真剣に向き合っていたでしょうか。私自身は努力していたつもりでも、うまくいかないこともありました。

「本当はどうすべきだったのだろうか」と正解を求めたい自分、反省する自分がいます。過去、現在、未来と、人との関わりに全て時間は付いてきます。過ぎた時間は、後戻りすることもできないのです。

今を全力で!!

そこで私は、「重要なのは、今、何をすべきか、どうすべきか」であると強く感じています。著作者・俳優であり多くの啓発本を発刊している中谷彰宏氏は「やるのは、“今”しかありません。今この瞬間に永遠があるのです。一週間後にしようと思っていることも、今起こっているつもりで、そのために何をやればいいのかを考えるのです。未来も過去も、明日も昨日も“今”にあるのです」と述べています。

私は、自分だけに関するタイムマネジメントは、優先順位と集中する時間を決め、うまくコントロールできていると自負しています。一方で、相手あっての時間は有効に活用できているとはいえません。

皆さんはいかがでしょうか。魅力ある看護管理者は、時間も上手に使えるはずです。イギリスの作家であり、自己啓発書や詩で知られるジェームズ・アレンも、「“今”こそが、唯一真実の時である。“ああしておけばよかった”と過去のことばかり考えていたり、“こういうことをやってみたい”と未来の夢ばかり見るのではなく、今なすべきことを行い、今なすべきことに全力を尽くすことです。それこそ、あなたに最もふさわしい生き方なのです」と述べています。

すてきな看護管理者になるためには、理想ばかりを追うのではなく、今に全力を尽くすことが必要なのだ、と。

私は、「一生勉強、一生青春」を座右の銘にして、日々、精進していこうと思います。皆さんは、将来の日本を背負う看護管理者です。「今を一生懸命に生きていただくこと」を、本書の結びの言葉とします。

■

心から応援しています‼

【引用・参考文献】

[1] 看護管理者の役割って、何？

松田憲二：『管理者の基礎テキスト』、日本能率協会マネジメントセンター、2008.

上泉和子：「看護の統合と実践①」『看護管理』、医学書院、2014.2.

井部俊子他：『看護管理概説第1巻』、日本看護協会出版会、2016.4.

太田加世：『看護管理ファーストブック』、学研メディカル、2015.11.

[2] スタッフ時代に見えなかったこと

師長はどんな方？：https://www.kango-roo.com/ca/topics/676/（2017.1.29アクセス）

上司3日で部下3年：http://techon.nikkeibp.co.jp/article/COLUMN/20150721/428562/

松田憲二：『管理者の基礎テキスト』、日本能率協会マネジメントセンター、2008.

葛田一雄：『看護部長の仕事』、ぱる出版、2007.

坂本すが：『私がもう一度看護師長をするなら』、医学書院、2012.3.

ゆとり世代の新人教育：http://www.greensun.jp/shain/generation.html

ゆとり世代とは：https://careerpark.jp/4000

[3] どのようにモチベーションを上げる!?（1）

石川和夫：『スタッフの〝やる気〟を引き出す法則』、商業界、2009.

大谷由里子：『他人を元気にすると自分も元気になれる－「吉本流」しあわせ引き寄せ術－』、マイナビ出版、2015.

太田加世：『看護管理ファーストブック』、学研メディカル、2015.

松田憲二：『管理者の基礎テキスト』、日本能率協会マネジメントセンター、2008.

4 どのようにモチベーションを上げる !? (2)

小笹芳央：『部下のやる気は上司で決まる』、実業之日本社、2001.
小笹芳央：『モチベーション・マネジメント』、PHP 研究所、2002.
太田加世：『看護管理ファーストブック』、学研メディカル、2015.
松田憲二：『管理者の基礎テキスト』、日本能率協会マネジメントセンター、2008.
マイナビニュース「就職を決定企業に選んだ理由」：http://news.mynavi.jp/photo/news/2016/08/17/427/images/003l.jpg

5 病院／看護部の方針改善と目標管理

松田憲二：『管理者の基礎テキスト』、日本能率協会マネジメントセンター、2008.
楠田丘、斎藤清一：『成果主義導入のための目標面接の手引き』、経営書院、1998.
P.F. ドラッカー：『経営者の条件』、ダイヤモンド社、2006.
太田加世：『看護管理ファーストブック』、学研メディカル秀潤社、2015.

6 必要な看護マネジメントとは

松村明：『大辞林　第三版』、三省堂、2006.
P.F. ドラッカー：『経営者の条件』、ダイヤモンド社、2010.
井部俊子他：『看護管理学習テキスト第3巻看護マネジメント論』、日本看護協会出版会、2016.
P.F. ドラッカー：『現代の経営上』、ダイヤモンド社、1996.

P.F. ドラッカー：『現代の経営下』、ダイヤモンド社、1996.
P.F. ドラッカー：『マネジメント　エッセンシャル版』、ダイヤモンド社、2008.
齋藤由利子：『交渉力アップで看護部を変える、病院を変える』、経営書院、2013.

7 業務改善、改革への挑戦！

羽生善治：『直観力』、PHP 新書、2012.
井部俊子他：『看護管理学習テキスト第2版第3巻看護マネジメント論』、日本看護協会出版会、2015.
齋藤由利子：『交渉力アップで看護部を変える、病院を変える』、経営書院、2013.
日経 BP 社「変革理論と変革モデル」：http://www.nikkeibp.co.jp/article/hco/20130315/343914/?P=6（2017.4.16アクセス）

8 交渉力をグンと伸ばそう！！

仕事ができる人：http://www.kyamaneko.com/entry/types-of_people-with-business-ability（2017.6.18アクセス）
フィッシャー＆ユーリー：『ハーバード流交渉術』、三笠書房、2004.
谷原 誠：『戦略的交渉術の極意』、宝島社、2010.
田村次朗他：『交渉学入門』、日本経済新聞出版社、2010.
藤田忠：『交渉ハンドブック』、東洋経済新報社、2003.
松浦正浩：『実践！交渉学』、ちくま新書、2010.
齋藤由利子：『交渉力アップで看護部を変える、病院を変える』、経営書院、2013.

⑨ 医師・他職種、部下との交渉の秘訣

スティーブン・R・コヴィー：『7つの習慣』、キングベアー出版、1997.

医師という職業の特性：http://d.hatena.ne.jp/DrPooh2/20060612/1200447480（2017.8.23アクセス）

鈴木義幸：『コーチングのプロが教える心を動かすリーダーシップ』、日本実業出版社、2004.

フィッシャー&ユーリー：『ハーバード流交渉術』、三笠書房、2004.

谷原 誠：『「戦略的交渉術」の極意』、宝島社、2010.

藤田忠：『交渉ハンドブック』、東洋経済新報社、2003.

齋藤由利子：『交渉力アップで看護部を変える、病院を変える』、経営書院、2013.

⑩ キャリア開発をどう支援するか

厚生労働省と文部科学省でのキャリアの定義の違い：http://mental-coaching.jp/

大久保幸夫：『マネジャーのための人材育成スキル』、日本経済新聞出版社、2014.

井部俊子他：『看護管理学習テキスト第2版第3巻看護マネジメント論』、日本看護協会出版会、2015.

平井さよ子：『看護職のキャリア開発』、日本看護協会出版会、2002.

金井壽宏：『働く人のためのキャリアデザイン』、PHP研究所、2002.

大久保幸夫：『会社を強くする人材育成戦略』、日本経済新聞出版社、2014.

⑪ 主任を育て、ともに成長しよう

葛田一雄：『看護部長の仕事』、ぱる出版、2007.

寺岡三左子：「主任看護師が捉えた主任としての役割」、『日本看護管理学誌』

Vol. 15, No. 2, 2011.
金井壽宏：『働くひとのためのキャリア・デザイン』、PHP 研究所、2002.
鈴木義幸：『コーチングのプロが教える心を動かすリーダーシップ』、日本実業出版社、2003.

⑫ 安全管理、業務管理そして人材管理

河野龍太郎：「医療安全研修 2010Ver1.0」、ヒューマンファクターズアプローチ、http://www.jichi.ac.jp/msc/wordpress/wp-content/uploads/2010/07/medsafe-100711_1.pdf
P.F. ドラッカー：『マネジメント　エッセンシャル版 基本と原則』、ダイヤモンド社、2001.
松田憲二：『改訂新版管理者の基礎テキスト』、日本能率協会マネジメントセンター、2008.
井部俊子他：『看護管理学習テキスト第3巻看護マネジメント論』、日本看護協会出版会、2015.

⑬ 目指すべきタイム・マネジメント

P.F. ドラッカー：『経営者の条件』、ダイヤモンド社、2006.
守谷雄司：『「手際がいい」といわれる仕事術』、あさ出版、2004.
田坂広志：『意思決定12の心得』、PHP 研究所、2003.
鈴木義幸：『リーダーが身につけたい25のこと』、ディスカバージャパン、2011.
パーキンソンの法則：Wikipedia、（20017.11.25アクセス）

⑭ 入退院支援を再考する

藤野みつ子：『各部署を可視化！データ活用の看護管理』、日総研、2015.

齋藤由利子：「上都賀総合病院におけるPFM定着と組織活性化」、『看護展望』、メジカルフレンド社、Vol.41、No.9、2016.

⑮ 期待される看護管理者のリーダーシップ

今野誠一：『すぐやるリーダーの仕事術』、明日香出版社、2010.
鈴木義幸：『心を動かすリーダーシップ』、日本実業出版社、2004.
鈴木義幸：『リーダーが身につけたい25のこと』、ディスカバー・トゥエンティワン、2011.
リーダーシップがわかる10の質問：https://allabout.co.jp/gm/gc/378394/（2018.1.21アクセス）
中谷彰宏：『なぜあのリーダーについていくのか』、ダイヤモンド社、2008.
K.ブランチャード他、小林薫訳：『1分間リーダーシップ』、ダイヤモンド社、2002.
P.F.ドラッカー、上田惇生訳：『チェンジ・リーダーの条件』、ダイヤモンド社、2009.
ジョン.P.コッター、黒田由紀子訳：『リーダーシップ論』、ダイヤモンド社、2003.

⑯ 組織力を高めよう

組織：https://kotobank.jp/word/組織-5375（2018.2.28アクセス）
古田興司、平井孝志：『組織力を高める』、東洋経済新報社、2006.
鈴木義幸：『成功者に学ぶ「決断」の技術』、講談社、2006.
田坂広志：『意思決定12の心得』、PHP研究所、2003.
沼上幹：『組織戦略の考え方』、筑摩書房、2008.
井部俊子他：『看護マネジメント論』、日本看護協会出版会、2015.

⑰　多職種協働のマネジメントとは
厚生労働省：「チーム医療の推進について（チーム医療の推進に関する検討会報告書）」、2010.
P.F. ドラッカー：『経営者の条件』、ダイヤモンド社、2010.
上泉和子：「看護の統合と実践1」、『看護管理』、医学書院、2018.1
高田貴久：『ロジカル・プレゼンテーション』、英治出版、2013.
伊東 明：『説得技術のプロフェッショナル』、ダイヤモンド社、2002.
堀 公俊：『今すぐできるファシリテーション』、PHP 研究所、2008.

⑱　経営参画と看護管理指標
PEST 分析とは：https://cyber-synapse.com/dictionary/en-all/pest-analysis.html（2018.4アクセス）
尾形裕也：『看護管理者のための医療経営学』、日本看護協会出版会、2010.
深澤優子：『SWOT クロス分析：看護事例でわかる部署目標・戦略策定』、日総研、2015.

⑲　最大の仕事は人材育成
ふくだ友子：『ここが違う！できる人、できない人』、時事通信社、2011.
研修効果の測定「カークパトリックモデル」：https://hrd.php.co.jp/shainkyouiku/cat21/post-700.php（2018.4.30アクセス）
アインシュタインの名言・格言：http://iyashitour.com/meigen/greatman/einstein/3（2018.4.30アクセス）
松尾　睦：『経験からの学習』、同文舘出版、2009.
鈴木義幸：『心を動かすリーダーシップ』、日本実業出版社、2004.
大久保幸夫：『会社を強くする人材育成戦略』、日本経済新聞社、2014.

⑳ すべてはコミュニケーションから
前田泉、徳田茂二：『患者満足度』、日本評論社、2003.
湯ノ口弘二：『コミュニケーションエナジー、サンクチュアリパプリッシング』、2013.
ダニエル・キム：「組織の成功循環モデル」：http://mag.executive.itmedia.co.jp/executive/articles/1112/05/news007.html（2018.7.1アクセス）
山田ズーニー：『なぜあなたの話は「通じない」のか』、筑摩書房、2004.

㉑ すてきな看護管理者になるために
住岡夜晃 ：『讃嘆の詩 上巻』、樹心社：https://kotobanoimi.com/keizokuhati-karanari-1802
井部俊子他：『看護管理学習テキスト第2版第3巻看護マネジメント論』、日本看護協会出版会、2016.
鈴木義幸：『心を動かすリーダーシップ』、日本実業出版社、2004.
角井亮一：『人が育つ素敵な会社』、財界研究所、2014.
中谷彰宏；『結果がついてくる人の法則58』、大和書房、2011.
ジェームズ・アレン：『最高にすてきな人生』、KK ベストセラーズ、2004.

著者略歴

齋藤　由利子（さいとう・ゆりこ）
1978年３月、自治医科大学附属看護学校卒。同年４月、上都賀総合病院入職。
2014年４月、副院長兼看護部長　現在に至る

○主な資格等

看護師（1978年）。介護支援専門員（2001年）。日本看護協会　認定看護管理者（2011年６月）。日本医療バランスト・スコアカード研究学会　認定指導者（2011年６月）。特定非営利活動法人日本交渉協会認定　交渉アナリスト１級（2012年７月）。

○主な著書

・「これならできるBSC　～看護現場で活用する・成果を上げるために～」、『師長主任業務実践』産労総合研究所、2012.12.15号
・「看護管理の現場はより良い交渉から」、『師長主任業務実践』産労総合研究所、2013.
・「交渉力アップで看護部を変える、病院を変える」経営書院
・「師長が知っておくべき交渉力向上のための基本」、『ナーシングビジネス』メディカ出版、Vol.86、６月号、2014
・「上都賀総合病院におけるPFM導入　経緯と成果、今後の課題」、『看護展望』メヂカルフレンド社、Vol.39 No11、10月号、2014
・「円転滑脱」『看護管理者の歩み』、『看護のチカラ』産労総合研究所、No420、2015.２.１号
・「一日院内留学導入によるキャリア開発の動機づけ」、『ナースマネジャー』、2015年４月号
・「看護管理者の交渉力UP術」、『看護展望』、メヂカルフレンド社、2015.１～12月号.
・「交渉術」、『病院羅針盤（医療アドミニストレーター）』、産労総合研究所、2015.４～2016.３号.
・「当院における地域包括ケア病棟の導入・運用・成果」、『看護展望』、臨時増刊号、メヂカルフレンド社、Vol.40 No.９、2015.
・「退院支援・調整に関わる人材育成とPFMの関わり」、『看護人材育成』、日総研、2015.12月・１月号.
・「「できる、使える」看護管理者交渉術の極意」、『看護のチカラ』、産労総合研究所、2016.２.15号

・「看護部長メッセージ～当看護部運営の重点目標・施策～」、『看護のチカラ』、産労総合研究所、2016.4.1号
・「配置換えの点検の視点」、『看護展望』、メヂカルフレンド社、2016.4.1
・「今だからこそ看護の原点に戻ろう～組織活性化の核は師長に～」、『看護のチカラ』、産労総合研究所、2016.4.1号
・「急性期病院にPFMが必要な理由」、上都賀総合病院のPFM、『看護展望』、メヂカルフレンド社、2.16.7
・「元気な病院の源は看護管理者にあり」、『看護のチカラ』、産労総合研究所、2016.8月号
・「現場における調整力の原点は交渉力」、『主任看護師』、日総研、2016.9・10月号
・「師長・主任目標面接の極意とマネジメント」、『看護展望』、メヂカルフレンド社、2017.1月
・「交渉術を看護に生かす、事例に学ぶ看護管理者の交渉術」、『ナーシングビジネス』、メディカ出版、Vol. No.4、2017.
・「師長が育つ、9つの条件「極めよう！　医師との信頼関係」」、『看護展望』、メヂカルフレンド社、2017.4月
・「新・師長の仕事術、師長の役割って何？」、産労総合研究所、『看護のチカラ』、2017.4.15～2018.12.15号
・「病院の経営課題Q＆A「看護」」、『病院羅針盤』、2017.4～2017.5月
・「看護管理者の目標管理」、日総研、『ナースマネジャー』、2017.10月号～2018年3月号
・「改訂版 交渉力アップで看護部を変える、病院を変える」経営書院
他執筆多数

○講義・講演
認定看護管理者教育課程講師
その他全国各地にて交渉術・看護管理・BSC（バランス・スコアカード）・入退院支援に関する講演多数

ＪＡかみつが厚生連　上都賀総合病院

名称：上都賀厚生農業協同組合連合会　上都賀総合病院
所在地：〒322-8550　栃木県鹿沼市下田町1丁目1033番地
電話：0289-64-2161　ファクス：0289-64-2468

看護マネジメント21のチカラ

2020年４月24日　第１版第１刷発行
2022年９月11日　第１版第２刷発行

著　　者　　齋藤　由利子
発行者　　平　　盛之

㈱産労総合研究所
発行所　出版部　経営書院

〒100-0014　東京都千代田区永田町1-11-1
三宅坂ビル
電話　03-5860-9799
https://www.e-sanro.net/

印刷・製本　藤原印刷株式会社
乱丁・落丁本はお取り替えします。 ISBN 978-4-86326-292-8　C3047